Stephan Oettermann

Zeichen auf der Haut

EVROPA

»Tattoo« – von tahitianisch *tatau,* »die Haut ritzen« – wurde in unseren Breiten erst durch Kapitän Cook bekannt gemacht. Von seiner Südsee-Expedition brachte er 1774 den »Otaheiten« Omai mit, der in den folgenden Jahren von einem ganzen Kulturkreis bestaunt und begafft und sogar von einem seriösen Neugierigen wie unserem großen Lichtenberg mit einer Art ehrfürchtigem Schauder betastet wird.

Und damit beginnt Stephan Oettermanns kurze Geschichte der europäischen Tätowierung. Es ist eine Geschichte, die davon erzählt, wie das ungeheure Aufsehen zunehmend kanalisiert, gelenkt und vermarktet wird, bis schließlich »lebende Allegorien der Weltherrschaft, des Handelskapitals«, mitsamt dem übrigen Kolonialplunder des imperialistischen 19. Jahrhunderts in Hagenbecks Völkerschauen und Barnum & Baileys Greatest Show on Earth landeten. Eine Geschichte der Imitation, in der sowohl der Adel und fast alle europäischen Fürstenhäuser verwickelt sind, als auch das »liederliche und fahrende Volk«. Was als paradiesische und exotische Südsee- und Palmenromantik begann, endet als Indiz für die »niederen Stände«.

Die Geschichte der europäischen Tätowierung ist die Geschichte einer Verpönung, und Oettermann läßt sie folgerichtig denn auch wieder in ihren Anfang einmünden: sein Schlußkapitel heißt »In der Strafkolonie«.

Einen Glücksfall nannte Hans-Horst Henschen dieses Buch und stellte es neben Klaus Theweleits »Männerphantasien« und Wolfgang Schivelbuschs »Geschichte der Eisenbahnreise«.

Stephan Oettermann, geboren 1949, freier Schriftsteller und Publizist, arbeitete (von Zeit zu Zeit) in einer städtischen Administration, als Ausstellungskurator (Georg Büchner, Darmstadt und Weimar 1986/87, Georg Christoph Lichtenberg, Darmstadt und Göttingen 1991/92), als Universitätsangestellter, als Katalog-Redakteur (Sehnsucht, Bonn 1993). Veröffentlichungen vor allem zur Geschichte der Vergnügungskultur, Rundfunkbeiträge und Rezensionen. Stephan Oettermann lebt in Wiesbaden. Bereits erschienen: *Das Panorama* (1980), *Die Schaulust des Elephanten* (1982), *Läufer und Vorläufer* (1984).

Stephan Oettermann

Zeichen auf der Haut

Die Geschichte der Tätowierung in Europa

Europäische Verlagsanstalt

Für Carmen

Die Deutsche Bibliothek – CIP-Einheitsaufnahme

Oettermann, Stefan:
Zeichen auf der Haut : die Geschichte der Tätowierung in Europa /
Stefan Oettermann. – 3. Aufl. – Hamburg : Europ. Verlagsanstalt – 1994
(eva-Taschenbuch; Bd. 221)
ISBN 3-434-46221-X

EVA-Taschenbuch Band 221

Erstausgabe Frankfurt am Main, 1979 (Syndikat)
Umschlaggestaltung: MetaDesign, Berlin
unter Verwendung des Motivs: Metamorphosen der Schlange
aus der Sammlung Stephan Oettermann
Signet: Dorothee Wallner nach Caspar Neher »Europa« (1945)
Druck und Bindung: Wagner, Nördlingen
Printed in Germany
ISBN 3-434-46221-X

Inhalt

I. Prähistorie 9

1. Systematik 9
2. Unter Christenmenschen 12

II. Kulturkontakte 21

1. Wilde 21
2. Runaways 32
3. Roberts und Cabri 38

III. Renaissance 44

1. Das irdische Paradies 47
2. Motive 50

IV. Diskurse 58

1. Verfolgung 59
2. Der stumme Diskurs 66

V. Jahrmarkt 75

1. Die Schausteller 77
2. Der Tätowierte von Birma. Oder: Auch eine Biographie 94

VI. In der Strafkolonie 103

1. Brandmarken 104
2. Schinden 109
3. Internalisieren 117

Nachspiel 119

Anmerkungen 121
Bildnachweise 132

»Diese Tätowierung ... war das Werk eines unterdessen längst dahingegangenen Propheten und Sehers seiner Insel, der mit diesen hieroglyphischen Zeichen eine lükkenlose Theorie von Himmel und Erde und einen mystischen Traktat über die Kunst, zur Wahrheit zu gelangen, auf Queequegs Körper niedergeschrieben hatte, so daß Queequegs leibliche Person das große Rätsel aufgab: Er war ein Wunderwerk in einem Band, dessen Herz dagegen pochte; und deshalb war es diesen Mysterien bestimmt, dereinst zu Staub und Moder zu zerfallen, zugleich mit dem lebenden Pergament, auf dem sie aufgezeichnet waren, und unentziffert bis zum Ende. Dieser Gedanke muß es wohl gewesen sein, der Ahab, als er eines Morgens den brütenden Blick vom Körper des armen Queequeg wandte, jenen wilden Verzweiflungsschrei abpreßte: ›O brennende Tantalusqual, von Göttern ersonnen!‹«

Hermann Melville, *Moby Dick*

Kapitel I
Prähistorie

»Die Entstehung und das Aufkommen dieser Sitte (fällt) in die frühesten, ältesten Zeiten des Menschengeschlechts, noch vor die weite Zerstreuung der Menschen. Wir haben, wenn dieser Schluß sicher ist, im Tatauiren eine der ältesten Entwicklungen der Menschheit vor uns, einen der ersten Schritte in ihrer aufsteigenden Bahn...«

Heinrich Wuttke (1872)[1]

Am Anfang war das Wort... Die Geschichte der Tätowierung in Europa beginnt 1774. Sie beginnt mit *Omai,* einem tätowierten Eingeborenen aus der Südsee, den Cook[2] von seiner Weltumseglung mit nach Europa brachte, um ihn hier zur Schau zu stellen.
Die Geschichte beginnt mit Omai, weil Cook nicht nur den Eingeborenen, sondern auch das Wort – *Tattoo* – mitbrachte, das dessen merkwürdigen und Aufsehen erregenden Körperschmuck bezeichnete. So konnte in den Salons der nackte, farbige Körper nicht nur bestaunt, sondern auch besprochen werden: *Tattoo* war ein schönes, geheimnisvolles Wort, das sich beinah wie von selbst in die graue Großhirnrinde des Europäers tätowierte und bis heute nicht ausgelöscht ist.[3]
Alles was vor 1774 mit umständlichen und nicht eindeutigen Umschreibungen wie »punktieren«, »bemalen«, »einstechen«, »prikschilderen« (holl. = stechmalen), »merken« (mnhd. = brandmarken), »compungere« (lat.) oder ähnlichem bezeichnet wurde, gehört zur Vorgeschichte der Tätowierung. Diese Vorgeschichte bildet die Folie, über der erst das Besondere des durch die Südsee wiederbelebten Hautstichs zu begreifen ist.

1. Systematik

Prähistorische Funde scheinen zu belegen, daß die *Körperbemalung* noch vor, oder doch zumindest gleichzeitig mit den Felsmalereien eine der ersten künstlerischen Äußerungen des Menschen war.[4] Über Ursprung und Funktion der Körperbemalung läßt sich nur spekulieren; sei es, daß sie durch den Entdeckungen und Erfahrungen produzierenden Spieltrieb zufällig entwickelt wurde, als sich einer unserer Vorfahren im Schlamm wälzte oder sich mit überreifen Brombeeren das Gesicht

Kleine Systematik

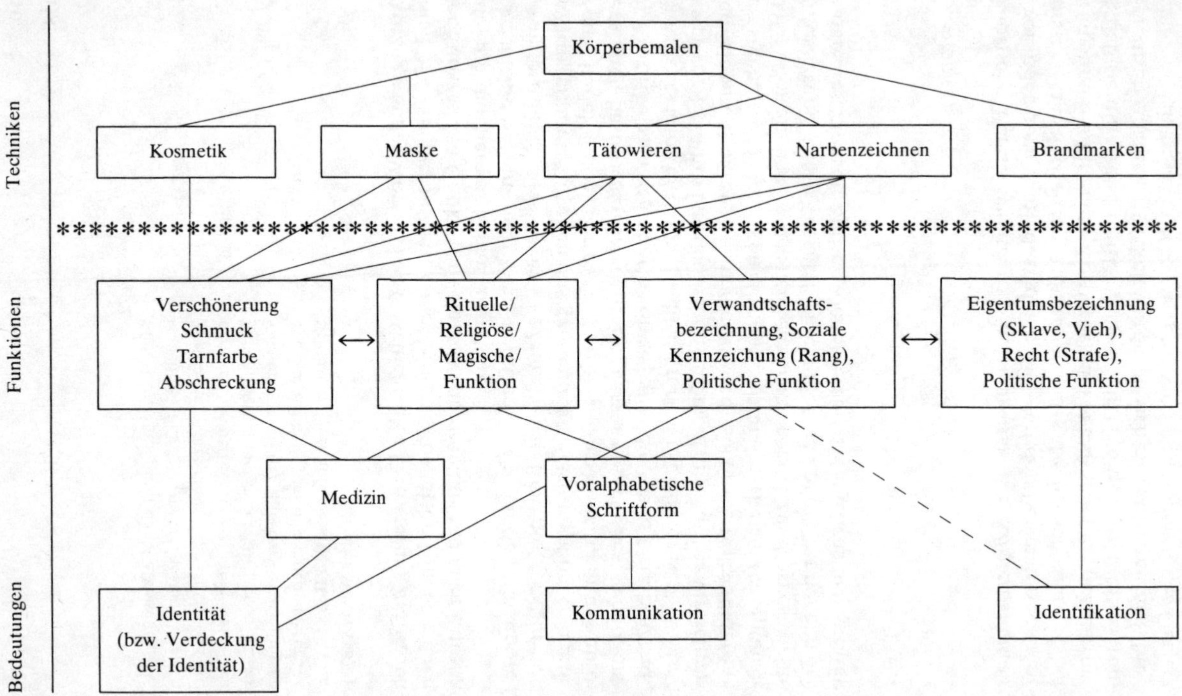

beschmierte, sei es, daß von Anfang an ernsthafte, magisch-rituelle Funktionen von der Körperbemalung erfüllt wurden.
Aus dem zufälligen Beschmieren des Körpers ergaben sich quasi organisch weitere Techniken: die *Kosmetik,* die die Farbe nach dabei sich entwickelnden Schönheitsvorstellungen und ästhetischen Normen auf Gesicht und Körper in Mustern und Ornamenten auftrug und dabei vielleicht auch gewisse *medizinisch-hygienische Absichten* verfolgte, da Lehmpflaster Wunden schneller heilen läßt und ein mit Asche gepuderter Körper von Insekten verschont bleibt. Parallel dazu mögen entstanden sein: Die *Maske,* die die Effekte der Körperbemalung durch plastische Überhöhung und Stilisierung verstärkt. – Die *Narbenzeichnung,* die eine zufällige Wulstbildung nach einer Verletzung zur Schmucknarbe entwickelte, bei der Asche oder Pflanzenfarbe in eine gezielt auf dem Körper angebrachte Wunde gerieben wird. – Die *Tätowierung,* die eine sublimere Form der Narbenzeichnung darstellt und mit der verfeinerte Effekte erreicht werden können. – Und schließlich die *Brandmarkung.*
Es ist die Behauptung aufgestellt worden, daß alle Völker der Erde in einer gewissen archaischen Periode ihrer kulturellen und gesellschaftlichen Entwicklung die Körperbemalung und/oder ihr verwandte Techniken praktiziert hätten. Das ist nicht unwahrscheinlich, wird sich aber bis ins letzte kaum beweisen lassen. Nicht zwingend jedoch, ja falsch dürfte der umgekehrte Schluß sein, den eine ältere Anthropologie daraus ziehen zu müssen geglaubt hat, nämlich, daß Körperbemalung und Tätowierung grundsätzlich Indikatoren für Wildheit, Archaik und Primitivität einer Gesellschaft oder eines Individuums seien, da der zivilisierte Bourgeois, mit weißer Weste und weißem Kragen, den sie für die beste und fortgeschrittenste Ausgabe des Homo sapiens hielt, im Gegensatz zum Farbigen (!) eben nicht mehr mit Farbe beschmiert oder tätowiert sei.
Mit der gebotenen Vorsicht (und immer eingedenk, daß die angewendeten Kategorien und Begriffe europäischem Denken entspringen und den Realitäten fremder Kulturen kaum gerecht werden) seien hier einige ›Funktionen‹ genannt, die Tätowierungen in Stammesgesellschaften haben können (besser: haben konnten). Ethnologische Feldstudien zeigen, daß die Körperbemalung und ihr verwandte Techniken in sogenannten primitiven Gesellschaften zentrale Bedeutung für die soziale Organisation haben, wenn auch die konkreten Funktionen dieser Techniken von Kultur zu Kultur, von Gesellschaft zu Gesellschaft, von Stamm zu Stamm stark differieren können.
Allgemein kann man folgende, unterschiedliche, wiewohl meist in engstem Zusammenhang miteinander stehende Anwendungsgebiete benennen: Die Körperbemalung und die ihr verwandten Techniken

können Verschönerungscharakter unter rein ästhetischen Gesichtspunkten haben; sie können als Kleiderersatz, zur Tarnung und Mimikry bei der Jagd dienen oder sollen als Kriegsbemalung abschreckende, drohende Wirkung ausüben. Auf der mimetischen Komponente beruhen die rituellen und magisch-religiösen Funktionen, die die Körperbemalung in den Zeremonien des Jagd- und Kriegstanzes, in der Heilpraxis der Medizinmänner, in den Hygienevorschriften bei Initiationsriten einsetzen. Letztere schlagen die Brücke zu einer gesellschaftlich-politischen Funktion; Tätowierung und Narbenzeichnung markieren dann Stammeszugehörigkeit, verwandtschaftliche Beziehungen und den sozialen Rang eines Individuums. Nicht selten sind die auf dem Körper getragenen Muster identisch mit denen, die Waffen, Körbe, Kleider, Töpfereien, Matten etc. verzieren und die so den Charakter von Eigentums- bzw. Zugehörigkeitszeichen bekommen.
Auf abstraktester Ebene kristallisieren sich drei Bedeutungen aus den genannten Funktionen der Körperbemalung und den ihr verwandten Techniken heraus: 1. Bestimmung (bzw. Verdeckung) der eigenen *Identität* und Rolle im sozialen Gefüge; 2. die Möglichkeit der *Identifizierung* durch andere, als der, der man ist; 3. so kommt ihr eine übergreifende *kommunikative* Bedeutung zu, die über den Austausch der Individuen in spontaner Interaktion hinausgeht. Kurz: Körperbemalung und vor allem Tätowierung, Brandmarkung und Narbenzeichnung stellen in ihrer Bedeutung eine überindividuelle – gleichwohl ans Individuum gebundene (und dieses dadurch mitbedingende) – Kodifikation gesellschaftlicher Praxis dar.

2. Unter Christenmenschen

Aus den Texten antiker Schriftsteller ließen sich zahllose Belege kompilieren, die das nicht seltene Vorkommen von Tätowierungen unter den mittelmeerischen und den germanisch-keltischen Völkern beweisen[5]; die Pikten und Skoten sollen sogar ihre Stammesnamen etymologisch von ihrer Sitte des Punktierens herleiten.[6]
Die frühesten schriftlichen Belege jedoch finden sich in der Bibel, und zwar in Form von *Verboten,* die das Alte Testament ausspricht: Der Hautstich war den Hebräern nach dem Mosaischen Gesetz strikt untersagt:

»Ihr sollt keine Male um eines Toten willen an eurem Leib reißen, noch Buchstaben an euch ätzen, denn ich bin der Herr.« (Moses 3/19/28) Oder: »Sie sollen auch keine Platte machen auf ihrem Haupt und an ihrem Leib kein Mal stechen.« (Moses 2/21/5)

Während unter Theologen umstritten ist, ob Paulus tätowiert war, wie man es aus dem Galaterbrief schließen könnte, wo es heißt: »Hinfort

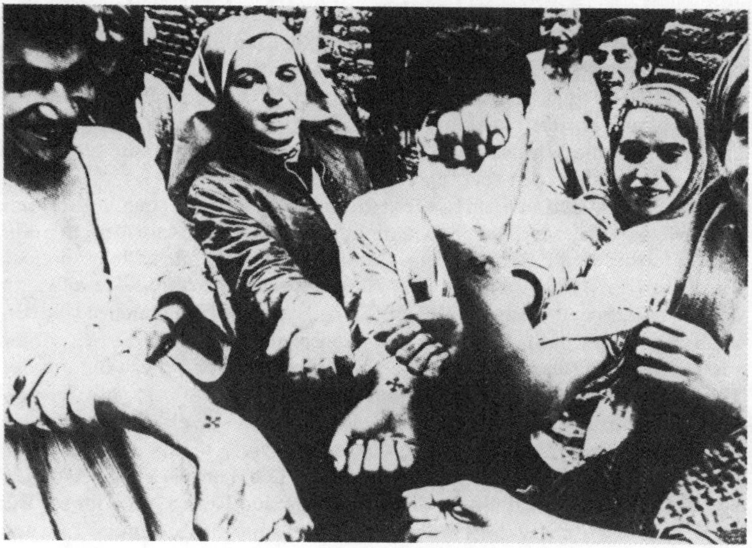

1. Koptische Christen in Ägypten

mache mir niemand weiter Mühe; denn ich trage die Malzeichen des Herrn Jesu an meinem Leibe« (Galater 6/27), wird nicht bezweifelt, daß die Frühchristen tätowiert waren. Sie trugen die Anfangsbuchstaben des Namens Christi (›X‹ oder ›I.N.‹=Jesus Nazarenus), ein Lamm, ein Kreuz oder einen Fisch (griech.: *Ichtys,* ein Akrostichon für ›Jesūs Christos Theū Sōtēr‹) auf der Stirn oder am Handgelenk. Nach der ›*Realenzyklopädie der christlichen Altertümer*‹ ist nur nicht sicher, ob es sich dabei um reine (Nadel-)Tätowierungen oder um nachträglich eingefärbte Brandmarkungen handelte. – Wahrscheinlich waren diese Zeichen ursprünglich nicht nur von der Technik, sondern auch von der Funktion her *Brandmarken,* mit denen man die vom rechten Glauben abtrünnigen Ketzer, als die die Christen angesehen wurden, wie Sklaven oder Soldaten kenntlich zu machen und aus der Gesellschaft auszuschließen versuchte. Statt als *Stigma* wurde die Brandmarkung von den Christen jedoch als *Zugehörigkeitszeichen* begriffen – zeigte es doch in aller Öffentlichkeit, daß man für seinen Glauben zu leiden bereit war – und in dieser Form weiterhin und jetzt freiwillig beibehalten. Gerade als Element der Gruppenstabilisierung und nur in dieser Funktion wurde die Tätowierung von den Christen, die in der Diaspora lebten, über Jahrhunderte tradiert: So wurden z.B. bis etwa 1890 die

katholischen Mädchen Bosniens mit christlichen Symbolen tätowiert, um einen Übertritt zum Islam unmöglich zu machen. Unter den armenischen Christen hielt sich die Tätowierung der Jerusalempilger bis zum 1. Weltkrieg (d. h. bis die Armenier in großen Pogromen fast gänzlich ausgerottet wurden). Als Zeichen der Abgrenzung gegen den Islam tragen die koptischen Christen in Ägypten noch heute ein Kreuz auf der Innenseite des rechten Handgelenks.[7]
Radikal aber änderte sich die Haltung der Kirche gegenüber der Tätowierung da, wo die Christen nicht mehr in der Diaspora, nicht mehr in der Minderzahl lebten, bzw. da, wo sich der christlich-religiöse Hautstich mit dem heidnischen zu vermischen drohte, wie etwa in Britannien. So untersagte z. B. ein Konzilsbeschluß zu Calcuth (Northumberland) im Jahr 787 das Tätowieren als *Körperschmuck* (wie es die Briten und Schotten praktizierten), nimmt jedoch die, »die um des Herrn Willen Unbill erdulden«, davon aus.[8]
Die Tätowierung war, jedenfalls in Europa und soweit die Belege sich zurückverfolgen lassen, immer *Grenzziehung*. Es gab die, die dazu gehörten und die, die nicht dazu gehörten. Die Tätowierung schied die Rechten von den Unrechten, die Guten von den Bösen. So oder so. Bei den Frühchristen war die Tätowierung Brandmarkung, Stigma, Zeichen des Ausschlusses. In der Phase des Übergangs von der Verfolgung zur Etablierung der christlichen Gemeinde zur Staatskirche wurde die Tätowierung beibehalten, änderte aber ihre Bedeutung: aus dem Outgroup-Stigma wurde das Ingroup-Erkennungszeichen. Und Ingroup-Zeichen blieb die Tätowierung, wie die Beispiele gezeigt haben, für alle Diasporachristen. Dort aber, wo die Kirche unangefochten oder gar auf dem ›Vormarsch‹ war, vor allem aber da, wo sie missionierte, kam die einstmals so geschätzte Tätowierung in Verruf; insbesondere dort, wo man auf Völker traf, die die Tätowierung selbst traditionell praktizierten, begann man den Hautstich für die Angehörigen der eigenen Gruppe zu verbieten, um ihn beim Gegner diffamieren zu können. Aus den Tätowierten wurden die Glatten, aus den Gezeichneten die Angepaßten.
In ihrer Funktion als Grenzziehung, als Ingroup- oder Outgroupzeichen, war die Tätowierung (und ist es auf eine archaische Weise noch heute) eminent politisch – und daher immer heiß umstritten. Und bei dem Hin und Her zwischen der Hochschätzung der Tätowierung und ihrer Verdammung zogen – man wird es im Verlauf dieser Arbeit noch sehen – merkwürdigerweise letztlich immer die Tätowierten den Kürzeren. Niemals die Glatten.

Es läßt sich den Belegen nicht eindeutig entnehmen, ob die tätowierten Christen jemals mehr als ein *Gruppenerkennungszeichen* in ihren

Bildern und Buchstaben auf der Haut sahen, ob sie ihnen etwa religiöse, rituelle oder auch nur Amulett-ähnliche Bedeutungen beimaßen, doch im Laufe der Geschichte jedenfalls scheint sich die Bedeutung des Tätowierens in zwei Richtungen auseinanderentwickelt zu haben: einmal wurden die Gruppenerkennungszeichen mehr und mehr zu *individuellen Erkennungszeichen* einer bestimmten Person – zum anderen wurden sie, allerdings auch in individueller Form, mit höherer, mit mystischer Bedeutung aufgeladen. Letzteres ist zumindest in einem Fall belegt. Der Mystiker Heinrich Seuse (1295–1366) betete:

»O Herr, ich bitte Dich, daß Du es nun vollbringst und Dich noch weiter in den Grund meines Herzens drückst und Deinen heiligen Namen also in mich zeichnest, daß Du nimmer scheidest aus meinem Herzen« (dann stach er sich mit einem Griffel die Buchstaben IHS auf die Brust:) »Herr, die Minner dieser Welt zeichnen ihr Lieb auf ihr Gewand. Ich aber, Du meine Minne, habe Dich in das frische Blut meines Herzenssaftes geschrieben.«[9]

Die Kreuzrittertätowierung, die der flämische Goldschmied Godefroid de Claire um 1150 auf einem Emaille-Bildchen festgehalten hat, das den Fuß eines Kruzifixes in St. Omer schmückt, scheint noch eine Zwischenstellung zwischen Diasporatätowierung und individuellem Erkennungszeichen einzunehmen: Die Kreuzfahrer ließen sich Kruzifixe und ähnliche Embleme einstechen, um sich im Falle ihres Todes ein christliches Begräbnis zu sichern. Zum Wallfahrer-Souvenir verkommen, waren solche Tätowierungen in Jerusalem noch bis zum Ersten Weltkrieg Tradition. Der Hamburger Otto von Gröben, der sich anläßlich seiner Pilgerfahrt ins Heilige Land 1669 tätowieren ließ, gibt in seiner *Orientalischen Reisebeschreibung* die Abbildung seiner in Jerusalem verzierten Unterarme.[10] In seiner 1689 erschienenen *Voyage au Levante* schreibt der Franzose Thévenot:

»Von der Art, das, was man verlanget, auff die Arme zu bilden.
Wir brachten den gantzen Dienstag, den 29. Aprilis mit Zeichnung unserer Arme zu, wie gemeiniglich alle Pilger zu thun pflegen, es seynd die Christen von Bethlehem, welche den Römisch-Catholischen Gebrauch haben, die solches machen. Sie haben viel höltzerne Mahl, darunter leset ihr diejenigen auß, die euch am besten gefallen, darauff füllen sie solche mit Kohlen-Staub, und *appliciren* euch selbige dergestalt, daß davon das eingegrabene Zeichen abgetruckt verbleibet. Nach diesem halten sie euch mit der lincken Hand den Arm, daran die Haut wol außgedehnet ist, und haben in der rechten ein klein Rohr mit zweyen Nadeln, welche sie zuweilen in Dinte mit Rinds-Galle vermischt einduncken, und euch die nach dem Model gezeichnete Linien hacken; dieses thut sonder Zweiffel weh, und es kompt gemeiniglich ein klein, aber nicht lang-wärendes Fieber darzu, und die Arme bleiben hiervon dreymahl dicker, als sonsten in die zwey oder drey Tage lang geschwollen. Nachdem sie längst herunter alle die Linien gehackt haben, waschen sie den Arm ab, und sehen, ob irgend etwas daran mangel, darnach fangen sie wieder an, und solches wol biß zum drittenmahl.

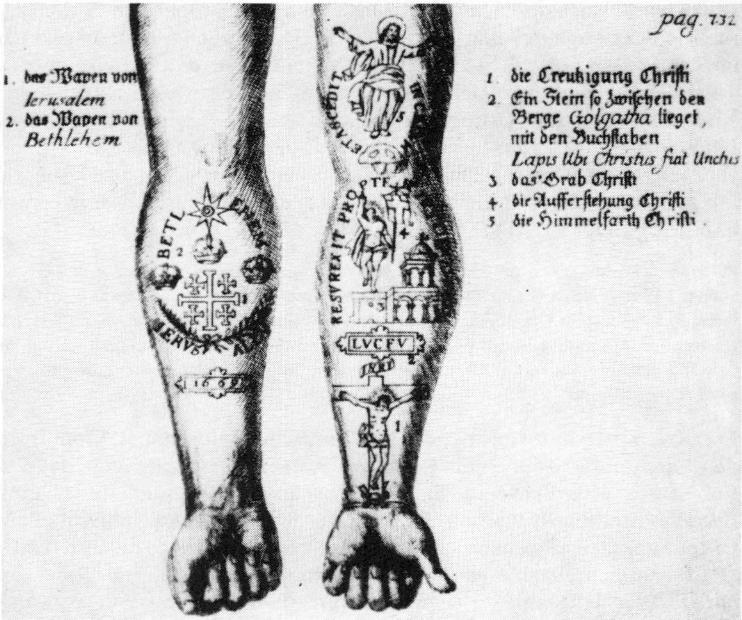

2. Die Jerusalem-Tätowierung des Otto von Gröben, 1694

Nach gäntzlich beschehener Verfertigung wickeln sie euch den Arm wol verbunden ein, und es wird darauff eine harte Haut, welche in zwey oder drey Tagen hernacher wegfällt, daß die Zeichen blau bleiben, und nimmermehr vergehen, weiln das Blut, so sich mit dieser von Dint und Rinds-Gall gemachten Farbe vermischt, inwendig unter der Haut noch die Zeichen hinterlässet.«[11]

Neben Jerusalem war vor allem – bis weit ins 19. Jahrhundert hinein – der kleine Wallfahrtsort Loretto in Mittelitalien (als Hafenstädtchen immer wieder Türkenüberfällen ausgesetzt) für seine Pilgertätowierungen bekannt.[12]

Für den Zeitraum vom 15. bis zum 18. Jahrhundert sind – gemessen an der rapiden Zunahme von konsultierbaren Texten – die Belege eher spärlich; ein paar Beispiele:

– Nach den Rostocker Gerichtsakten von 1586 bekennt ein gewisser Daniel Wulf, daß er »in duner weise (d. h. betrunken) mit der Nadel seinen nahmen auf die linke handt und ein creutz auf die rechte handt gestochen zu dem ende, weil ehr in den krieg ziehen wollte, wenn er umbkeme, daß ihm seine freunde darbei kennen kundten«.[13]

– Im 18. Jahrhundert sollen die Hebammen der Pariser Armenspitäler Neugeborene und Mütter mit kleinen identischen Zeichen markiert haben, die es bei einer Kindsaussetzung oder einem Kindsmord erleichtern sollten, die Mutter aufzufinden.[14]
– Ähnliches wird aus der gleichen Zeit von den Tiroler Bauern berichtet; sie stachen ihren Kindern, die sie zum Gelderwerb in die Fremde schicken mußten, kleine Zeichen ins Gesicht, an denen sie sie später wiedererkennen wollten.[15]
Alle diese Belege können die These stützen, daß die Praxis der Tätowierung im christlichen Abendland allein, oder doch zumindest überwiegend die Funktion hatte (kollektives oder individuelles) *Identifikationsmerkmal* zu sein. Ganz augenscheinlich hatte die gängige Rechtspraxis der Brandmarkung (über die an anderer Stelle ausführlicher zu berichten sein wird) großen Einfluß darauf, wie die Zeichen auf der Haut aufgefaßt und verstanden wurden: die Tätowierung betraf die »rechtliche« nicht die »natürliche« Person ihres Trägers; sie war – auch da, wo sie freiwillig erworben wurde – fremdbestimmt. Der Tätowierte (zumindest der lebende) ›hatte nichts‹ von seiner Tätowierung, sie betraf ihn nicht eigentlich; sie war ihm fremd und äußerlich, wie für uns heute der Personalausweis, die Identity-card, die zwar die Identität ausweist, sie aber nicht ausmacht oder zu ihr beiträgt.
Identifikation durch Tätowierung wird in der Literatur des ausgehenden 18. Jahrhunderts geradezu zum Topos; manche allzu kompliziert und breit angelegten Erzählstränge werden durch plötzliches Sich-Wiedererkennen der handelnden Personen durch Entdeckung irgendwelcher irgendwann (meist ohne rechten Grund) erworbener Tätowierungen geschürzt und zu einem glücklichen Ende gebracht. Es ist bemerkenswert, daß gerade zwei herausragende Beispiele für die ›Verbürgerlichung von Kunst und Literatur‹ sich dieses Topos anstelle des barocken Deus ex machina bedienen: In der *Hochzeit des Figaro* (1778–81) läßt Beaumarchais den Sohn des Grafen Almavira, Marcellin, sagen: »Wenn die Spitzenwindeln, die gestickten Decken und die Goldjuwelen, die die Räuber bei mir finden, nicht meine hohe Geburt bezeugen, wird die Vorsicht, die man walten ließ, indem man mir Erinnerungsmale machte, hinreichend beweisen, wieviel Wert ich besaß«; (Marcellin trug ein Zeichen in Form eines Spatels auf dem Unterarm).[16] – Auch Goethe verschmähte es in seinem *Wilhelm Meister* (1795/96) nicht, eine solche »Vorsicht walten« zu lassen: »Ein Kruzifix, von verschiedenen Buchstaben und Zeichen begleitet, sah man blaulich auf der weißen Haut [der – toten – Mignon] ... mit vielen hundert Punkten sehr zierlich abgebildet ...«. »Der Marchese betrachtete diese neue (!) Erscheinung ganz in der Nähe. O Gott! rief er aus ... armes Kind! Unglückliche Nichte! Finde ich dich hier wieder! ...«[17]

Der Europäer war offenbar ganz außerstande sich eine andere Funktion der Tätowierung als die der Identifizierung auch nur zu denken. Der Text eines 1566 in Augsburg gedruckten Schaustellerzettels macht das drastisch deutlich. Ein Holzschnitt zeigt eine Eskimofrau mit Kind, die in Neufundland gefangen worden war und nun auf europäischen Messen zur Schau gestellt wurde; über die typische Nahttätowierung im Gesicht der Eskimofrau heißt es:

»Die Zeichen, die sie im Gesicht hat, sind ganz blau. Sie werden vom Ehemann gemacht, damit er sein Weib wiedererkennen kann; sonst würden sie durcheinander laufen wie das Vieh. Diese Zeichen kann man nicht wieder entfernen.«[18]

Nur drei oder vier Belege zeugen von europäischen Tätowierungen, die in ihrer Bedeutung über die reine Identifikation hinausgingen. Der Historiker J. Mariéjol berichtet, daß Raverie, eine zu ihrer Zeit berühmte Schönheit und Kurtisane, die Leiche eines Ritters im Dienst Heinrichs IV. an den Liebesinitialen wiedererkannte, die sie vor langer Zeit ihrem ehemaligen Geliebten in den Arm gestochen hatte.[19] Hier überschneidet sich die Funktion der Identifikation mit einer, die in den Bereich der Erotik fällt. Deutlicher wird diese – alte?, neue? – Funktion der Tätowierung in folgendem Beleg: in einem 1563 verfaßten Kommentar zu Ciceros *De Officis* ist die Rede von Bademeistern und den sie nachahmenden Jünglingen, die sich tätowieren ließen (se compungunt): »... sie glauben natürlich, daß es schön sei«.[20] – Dies, und der indirekte Hinweis durch den Konzilsbeschluß von Calcuth, sind die einzigen Belege für die abendländische Tätowierung, die sich haben finden lassen, wo von einer Schmuckfunktion, von einem emotionalen, eitlen, stolzen, erotischen Verhältnis des Trägers zu seinem Hautbild die Rede ist; hier identifizierte der Träger offenbar nicht (oder nicht nur) seine rechtliche, sondern auch seine natürliche Person mit den Zeichen auf seiner Haut. Er identifizierte sich – nicht andere ihn. Bemerkenswert bleibt, daß diese Belege für die Tätowierung zu Schönheits- oder Schmuckzwecken in der Form der Ablehnung oder des Verbotes auftreten.
Es ist schwer zu entscheiden, ob die Tätowierung in Europa zwischen dem 12. und dem 18. Jahrhundert tatsächlich so ungebräuchlich, bzw. so in Randbereiche abgedrängt war, wie es die spärlichen Belege zu beweisen scheinen. Vielleicht war sie das wirklich; die Praxis der Brandmarkung verlieh der verwandten Technik der Tätowierung etwas Anrüchiges, und die Körperfeindlichkeit der Kirche, die, wohl zu Recht, in der Tätowierung so etwas wie ein Anzeichen der Rebellion gesehen hat, wird das Ihre getan haben. – Dennoch gab es den Hautstich, auch das belegen die zitierten Texte. Doch war er offenbar nicht so sensationell und bemerkenswert, daß er häufiger in die Literatur

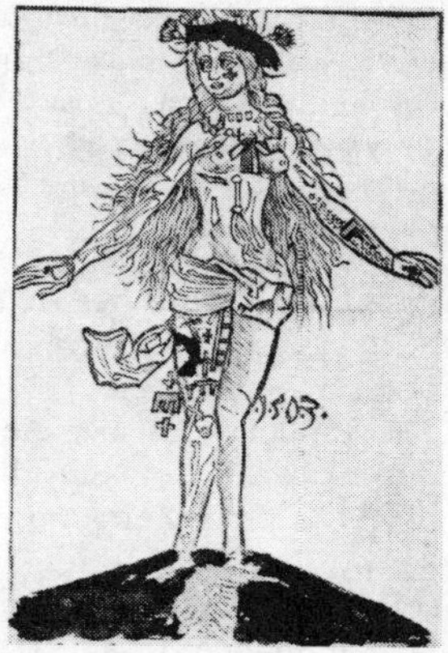

3. »Gezeichnete Jungfrau«
Flugblatt aus dem Jahr 1503

Eingang gefunden hätte. Noch rarer sind Abbildungen. Neben der Pilgertätowierung des Otto von Gröben (die ja im Vorderen Orient und nicht in Europa erworben wurde) findet sich nur noch ein Flugblatt aus dem Jahr 1503, dessen kolorierten Holzschnitt man als die Darstellung von Tätowierungen deuten könnte.[21] Aus der Beischrift ist zu erfahren, daß das abgebildete 15jährige Mädchen diese Zeichen unter großem Schmerz und Pein und in schneller seltsamer Krankheit bekommen habe, daß aber kein Kreuz noch Zeichen ihr so weh getan habe, wie das Kreuz von schwarzer Farbe.[22] »Das hat menges mensch gesehen« ist das Blatt überschrieben, was nichts anderes heißen kann, als daß das Mädchen zur Schau gestellt (und vielleicht nur zu diesem Zweck tätowiert) wurde; immerhin ein recht riskantes Unterfangen, da nicht sicher war, ob diese Wunderzeichen nicht vom Teufel stammten.

Von einem kuriosen (und vielleicht durch die zwei tätowierten Indianer, die man etwa zur gleichen Zeit auf den europäischen Messen zeigte, inspirierten) Vorschlag berichtet 1725 der *Europäische Postilion;* es geht um ein Verbot des Papstes, denjenigen ›Dames‹, die nach der Mode brustfrei gingen, die Beichte abzunehmen, und die Aufforderung an die Geistlichkeit, »auch sonsten darwider zu eyffern«:

»... Ob aber diese Mode dadurch auf ewig aus Rom verbannet werden, daran zweiffelt man billich, massen die Dames daselbst sich nie lange davon haben abhalten lassen. Weil nun das Frauenzimmer zu solcher Entblösung eine Neigung trägt, und also schwer davon zu bringen ist, so schreibt der Autor von dem Mendor moderne ein lächerliches Mittel vor, vermöge dessen man zwischen der Bedeckung und Entblösung den mitleren Weg gehen könne, man solte nemlich die Mode der alten Britannier einführen, welche diejenigen Theile ihres Leibes, die sie unbedeckt liessen, mit allerhand Figuren zu bemahlen pflegten. Also könte ein verbuhltes Weibs-Bild auf ihre entblöste Brust einen Cupido mit Pfeil und Bogen mahlen lassen, und die keuschen eine Pallas mit ihrem Schilde. Bald aber verwirft er diesen Vorschlag wieder, und sagt, es wäre Schade, wenn man die schöne Haut mit den Farben so verderben wolte. Das beste Mittel wäre wohl, wann die Römische Dames dem Exempel jener alten Heydnischen Damen zu Rom folgen wolten, welche ihren Leib mit einem langen Rock, der biß auf die Erde gienge, bedeckten, und nichts als dass Gesichte sehen liessen ...«[23]

Die oben wiedergegebenen wenigen Berichte stellen beinah den gesamten Korpus der Belege dar, den die Forscher für die Existenz der Tätowierung in Europa vom 10. bis zum 18. Jahrhundert haben beibringen können. – Wohlgemerkt: die Forscher des 19. und 20. Jahrhunderts. Es war die moderne Philologie, nicht die Beobachtung durch die Zeitgenossen, die mit der europäischen Tätowierung bekanntmacht. Cooks Zeitgenossen war all das bis hierher Referierte unbekannt. Die Tätowierung war kein Thema, über das man sprach. Cook selbst kannte (aus den antiken Schriftstellern) nur die unverwischbare Bemalung der Britannier:

»Die allgemeine Verbreitung dieser Praxis«, so schreibt er, »unter allen Wilden in allen Teilen der Welt, von den fernsten Grenzen Nordamerikas bis zu den Inseln der Südsee, einer Praxis, die sich vielleicht nur geringfügig von der Methode der Körperbemalung unterscheidet, die bei den alten Bewohnern Britanniens in Gebrauch war, ist ein seltsamer Gegenstand der Betrachtung.«[24]

Vielleicht könnte man es so formulieren: Man praktizierte den Hautstich in Europa, aber man sah ihn nicht. Und noch weniger war er »ein seltsamer Gegenstand der Betrachtung«. Das wurde er erst mit Omai und der Einführung des Wortes »Tattoo« in die europäischen Sprachen. Durch den Kontakt mit der Gegenwelt der Südsee kam es einerseits, was Formen und Verbreitung angeht, zu einer ungeheuren Wieder- oder Neubelebung der Tätowierung – zum anderen gerät seitdem die Tätowierung (zunächst die exotische, dann aber auch die heimische) immer stärker ins Blickfeld der Beobachtung; der Diskurs über sie wird eröffnet. Das Wort »Tattoo« scheint dabei wie ein Vergrößerungsglas gewirkt zu haben, durch das die Europäer immer gebannter auf die bunten Hautbilder starrten.

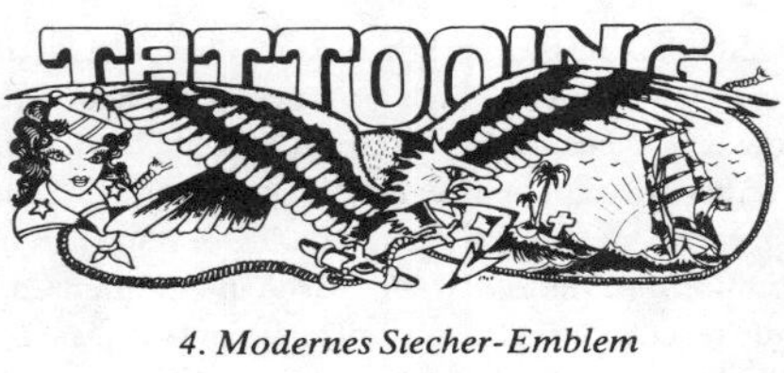

4. Modernes Stecher-Emblem

Kapitel II
Kulturkontakte

»Seine Hände sind mit blauen Flecken bedeckt; um die Finger der rechten Hand gehen sie in Ringen herum. (...) Es war mir nicht unangenehm, meine rechte Hand in einer anderen zu sehen, die gerade vom entgegengesetzten Ende der Erde kam.«

G. Ch. Lichtenberg über seine Begegnung mit dem Tahitianer Omai am 24. März 1775 in London.[1]

»Ein Engländer war darin [in dem Kanu], den wir dem ersten Anblicke nach für einen Eingeborenen der Insel halten mußten; denn sein Anzug war ganz der Landessitte gemäß, und bestand in nichts als einem Gürtel, den er um die Hüften trug.«

Kapitän A. J. von Krusenstern über den am ganzen Körper tätowierten Engländer Roberts, den er bei der Landung auf Nukahiva im Mai 1804 als ersten ›Wilden‹ zu Gesicht bekam.[2]

Der Impuls zur Wiederbelebung des europäischen Hautstichs kam aus der Südsee. Von dort nach Europa verschleppte Wilde, die am ganzen Körper und im Gesicht mit merkwürdigen, nie gesehenen Zeichen und Bildern »bemalt« waren, ließen ein staunendes Publikum Mund und Nase aufsperren und ein Heer von Wissenschaftlern Theorien über Funktion und Bedeutung aufstellen. Matrosen brachten Tätowierungen als Souvenirs mit nach Hause und mochten auch die Technik beherrschen, durch die solche Bewunderung erregenden Bilder auch für die, die nicht die Antipoden bereist hatten, zu erwerben waren.

1. Wilde

Der These, daß die Geschichte der Tätowierung in Europa erst mit dem Import des Wortes »Tattoo« und der Zurschaustellung des Tahitianers Omai datiert, widerspricht nicht die Tatsache, daß schon vor 1775 mehrfach tätowierte Eingeborene in den europäischen Metropolen gegen Eintrittsgeld zu besichtigen waren; wie Omai machten diese Wilden Sensation und wurden angestaunt, doch da das Wort fehlte, um ihre Besonderheit zu bezeichnen, verschwanden sie rasch wieder aus der Erinnerung.

1769 war Aoturu, der Sohn eines tahitianischen »Königs«, den der Südseeforscher Louis Antoine de Bougainville von seiner Weltumseglung mit nach Paris gebracht hatte, das allgemeine Objekt der Neugierde. Aoturu, von Empfang zu Empfang gereicht, war für die Feste feiernde, wollüstige Gesellschaft der zu Ende gehenden Ära Ludwigs XV., die auf ihre Weise die Erzählungen von den Liebesformen und »sanften Sitten« Tahitis goutierte, der erste lebende Beweis des Rousseau'schen »Guten Wilden«. Doch der Südseeinsulaner war nicht nur Objekt lüsterner Neugier, sondern auch Beobachtungsgegenstand der Wissenschaft: er wurde dem Naturforscher Buffon vorgeführt, den Philosophen d'Alembert, Helvetius und d'Holbach, dem Historiker und Geographen de Brosses; la Condamine untersuchte und beschrieb ihn in einer umfangreichen wissenschaftlichen Abhandlung; der königliche Dolmetscher Peirere studierte die Sprache des Eingeborenen; Diderot sah ihn in einem der Pariser Salons. Reich beschenkt mit den Segnungen der Zivilisation sollte Aoturu an Bord des Fleutschiffes »Mascarin« gehen; Bougainville hatte für den Rücktransport angeblich ein Drittel seines Privatvermögens zur Verfügung gestellt; doch anders als Omai, der ein paar Jahre später tatsächlich seine Heimat wieder erreichte, starb Aoturu auf hoher See an den Segnungen der Zivilisation: den Pocken. Genau auf halbem Wege zwischen Tahiti und Europa, auf der Höhe Madagaskars, wurde ihm mit allen Ehren ein Seemannsgrab bereitet.[3]

»Zwey berühmt-wilde Indianische Printzen, *Sausse oke Charings,* und *Tusskee Stannagee,* aus der neuen Welt *America*« waren 1722 auch auf deutschen Jahrmärkten zu sehen, wo sie »wegen derer auf ihren Leibern befindlichen Zierraten, überall höchlich bewundert worden; Ihre Leiber seynd mit *Hyeroglyph*'schen Figuren, und Indianischen Caractern überstreuet, welche so überaus wol gezeichnet seynd, daß nichts darüber seyn kan ..«[4]

Die ersten tätowierten Südseeinsulaner überhaupt scheint William Dampier – Pirat, Abenteurer, Entdecker – 1691 mit nach Europa gebracht zu haben. Der »Prinz« Jeoly (Giolo) von der Insel Meangis wurde über Nacht die Sensation des fashionable London; selbst dem Königspaar William und Mary wurde er vorgestellt.

»Er war bemalt über die ganze Brust, hinten zwischen den Schultern, auf seinen Schenkeln, am meisten vorne und in Gestalt verschieden breiter Ringe oder Bänder um seine Arme und Beine. Ich kann die Malerei mit keiner Figur, Thierzeichnung oder irgendetwas ähnlichem vergleichen, aber sie war sehr hübsch usw. Nach dem was er mir darüber erzählte, verstand ich, daß dies Malen auf gleiche Weise geschieht, wie man in Jerusalem den Leuten Kreuze auf den Arm macht, nämlich indem man die Haut offen sticht und gewisse Farben hineinreibt: aber anstatt wie in Jerusalem Schießpulver zu gebrauchen benutzen sie auf Meangis ein fein gestossenes Harz eines Baumes ...«[5]

So beschrieb Dampier selbst den Prinzen Jeoly; ganz anders liest sich dagegen das mit einem radierten Porträt des Wilden versehene Flugblatt des Schaustellers, an den Jeoly, nachdem das Interesse der ganz großen Welt sich einigermaßen gelegt hatte, zwecks weiterer Nutzung vermietet worden war.

»*Prinz Giolo,* Sohn des Königs von Moangis, auch Gilolo genannt; seine Heimat liegt unter dem Äquator auf der Länge von 152 Grad 30 Minuten; eine fruchtbare Insel voll der kostbarsten Gewürze und anderer makelbarer Schätze.
Der unglückliche Prinz war zusammen mit seiner Mutter und seiner Schwester unterwegs zu einer benachbarten Insel, um letztere mit dem dortigen König zu vermählen, als sie ein furchtbarer Sturm überraschte, der sie auf die Gestade von Mindanao warf, wo sie alle miteinander in Gefangenschaft gerieten. Obwohl der König von Mindanao sich so heftig in die Schwester verliebte, daß er sie zum Weibe nahm, sollten doch der Prinz und seine Mutter Nacatara in die Sklaverei verkauft werden. Während die Mutter starb, kam ihr Sohn, der Prinz, auf diese Weise nach England.
Der berühmte *bemalte Prinz* ist eines der vornehmsten Wunder des Zeitalters, sein ganzer Körper (außer Gesicht, Hände und Füße) ist merkwürdig und höchst ausgezeichnet bemalt oder *gefärbt,* voll mannigfaltiger Erfindung und mit wundersamer Kunst und Geschicklichkeit ausgeführt. Derart, daß die alten und edlen Geheimnisse der Bemalung und Färbung des menschlichen Körpers hier in einem einzigartigen Gemälde sich darstellen.
Die in Umlauf befindlichen Portraite, die den Prinzen abbilden, zeigen, soweit sie es überhaupt vermögen, nur die Vorderseite dieses unnachahmlichen Kunstwerks. Die bewunderungswürdigere Rückenpartie aber zeigt auf und zwischen seinen Schultern die lebendige Darstellung eines Viertels der Welt, den arktischen und tropischen Weltkreis, die sich beide um den Nordpol des Halses schließen. Auch alle anderen Linien, Kreise und Charaktere sind in der exaktesten Symmetrie und Proportion ausgeführt; es wird jedermann in Erstaunen versetzen und übertrifft alles Ähnliche, das bisher hier gezeigt wurde.
Die Farbe selbst ist so haltbar, daß nichts sie abwaschen oder in ihrer Schönheit zerstören kann. Sie wird aus dem Saft einer bestimmten Pflanze oder eines Krautes bereitet, das eigentümlich ist für jenes Land und als unfehlbares Mittel wertgeschätzt wird, den menschlichen Körper vor tödlichem Gift und gegen jede Verletzung durch ein giftiges Tier zu schützen und zu bewahren. Folgender Brauch ist unter ihnen üblich: kurze Zeit, nachdem der Körper auf diese Art bemalt worden ist, wird er nackt, unter großem Gepränge, zu einer geräumigen Grube geführt, die mit allen Arten verderblichstem und giftigstem Ungeziefer angefüllt ist: Schlangen, Skorpione, Vipern, Tausendfüßler etc. Der König selbst ist bei dieser Zeremonie anwesend. Die Massen und Mengen der Zuschauer, die den nackten Körper mitten in diesem Gewimmel von giftigen Reptilien sehen, ohne daß ihm irgendein Harm oder Wehe geschieht, sind aufs heftigste bewegt und sind bereit, ihn anzubeten – denn niemandem als einem Angehörigen der königlichen Familie ist es verstattet, sich auf diese Weise bemalen zu lassen.
Dies hervorragende Kunstwerk wurde bereits von zahlreichen hochgestellten Persönlichkeiten angeschaut, sowie von mehreren gelehrten Virtuosi eingehendst untersucht; die geistreichsten und weitgereistesten Menschen haben ihre tiefe Befriedigung darüber zum Ausdruck gebracht, daß sie dieses Kunstwerk sehen konnten.

Diese bewundernswerte Person ist ohngefähr 30 Jahre alt, anmutig und wohl proportioniert in allen seinen Gliedern; außerordentlich gesittet, reinlich und sauber. Nur seine Sprache kann nicht verstanden werden, und der Prinz spricht kein Englisch.
Vom 16. Juni an wird er jeden Tag, solange es seine Gesundheit erlaubt, in seinem Quartier im Gasthaus Blew Boar's Head in der Fleet-Street, nahe Water Lane, öffentlich zu sehen sein. Doch falls irgendeine Person von Stand, Lady oder Gentleman, den edlen Prinzen in ihrem eigenen Haus in Augenschein zu nehmen wünscht, sei's in London oder der Umgebung, und eine rechtzeitige Nachricht sendet, so wird er jederzeit tagsüber bereit sein, ihnen in einer Kutsche oder Sänfte seine Aufwartung zu machen.«[6]

(In Kutsche oder Sänfte wurde der Prinz nicht aus Bequemlichkeit, sondern aus Geschäftsrücksichten transportiert: niemand anders als zahlende Gaffer sollten ihn zu Gesicht bekommen.) Wie es der Schaustellerzettel schon andeutete: Prinz Jeoly war kränklich, er vertrug das englische Klima nicht; kurz nach Beendigung seines Gastspiels in London starb er in Oxford an den Wasserpocken.

Zum Text des Flugblattes merkt Dampier an:

»In der Erzählung, die über ihn herausgegeben wurde, als man ihn in England sehen ließ, kam auch eine Geschichte von einer schönen Schwester von ihm vor, die ebenfalls Sklavin auf Mindanao gewesen wäre und in die sich der Sultan verliebt hätte; doch das war alles Fabel. Auch streute man aus, daß die Farbe seiner Bemalung Kraft hätte, Schlangen und giftige Tiere zu vertreiben; darum glaube ich, daß auf einem Kupferstich, der von ihm gemacht war, so viele Schlangen um ihn herumkriechend abgebildet waren. Aber was Jeoly angeht, so habe ich gesehen, daß er ebenso bange vor Schlangen, Skorpionen und Tausendfüßlern war wie ich selbst.«[7]

Doch der Aberglaube von der Schutzkraft der Tätowierung, die Hoffnung, daß diese bunten Bilder auf der Haut unverletzlich machen würden, hat sich hartnäckig gehalten. In seinem Roman *Weißjacke* schreibt Herman Melville:

»Viele Seeleute, und nicht nur Katholiken, waren – aus irgendeinem merkwürdigen Aberglauben heraus – ängstlich darauf bedacht, ein Kruzifix eingestochen zu tragen. Sie behaupteten, zumindest einige von ihnen, daß, wenn man dieses Zeichen auf allen vier Gliedmaßen tätowiert trüge, man ohne Schaden überbord und zwischen 700 oder 75 000 hungrige weiße Haie fallen könne, ohne daß diese mehr wagten, als am kleinen Finger zu schnuppern.«[8]

Omai jedoch, der tahitianische Prinz, den Cook mit nach England gebracht hatte, sollte der berühmteste unter allen in Europa je gezeigten Wilden werden. Auch er wurde von den wissenschaftlichen Kapazitäten seiner Zeit untersucht, auch er wurde, wie seine Vorgänger, öffentlich zur Schau gestellt, wenngleich das nicht so brutal geschah: Sir Joseph Banks, einer der berühmtesten Naturforscher seiner Zeit reiste mit ihm von London aus durch mehrere englische Städte bis nach Edinburgh, wo er sich in den verschiedensten fashionablen Zirkeln vorzustellen hatte. Während einer solchen Vorstellung sah ihn dann auch Lichtenberg. Omai gelangte immerhin zu solcher Berühmtheit, daß die ›Vossische Zeitung‹ im fernen Berlin mehrfach Berichte ihres Londoner Korrespondenten über den Südseeinsulaner abdruckte:

»*Auszug eines Schreibens aus England, den Otaheiten Omiah betreffend:* (...) Er ist etwa fünf Fuß zehen Zoll lang, aber nervicht und stark von Knochen, jedoch im geringsten nicht schwerfällig. In der Gesichtfarbe hat er viel Ähnliches mit solchen Europäern, welche sich lange Zeit in heißen Erdstrichen aufgehalten haben. Seine regelmäßigen Gesichtszüge werden durch ein gewisses Lächeln, welches die Empfindung des Vergnügens hervorzubringen scheint, ungemein angenehm. Sein Haar ist schwarz, glänzend und stark, und seit seiner Ankunft in England in einen Zopf gebunden. Er trug einen rotbraunen Rock, Beinkleider von gleicher Farbe, und eine weiße Weste, alles nach Englischem Geschmack gemacht, welches ihm jetzt nicht mehr unbequem zu sein scheint. Seine Hände sind nach der Mode seines Vaterlandes gezeichnet. Es ist dort gebräuchlich, die rechte Hand jedesmal auf eine besondere Art zu zeichnen, so oft jemand eine Frau nimmt, und Omiah, der etwa achtzehn Jahre alt zu sein schien, hatte acht oder zehen solcher Zeichen auf der Hand, weil er nämlich schon so viel Weiber gehabt hatte. Er ist auch an andern Teilen seines Leibes gezeichnet, welche aber jetzt durch seine Kleidung bedeckt werden. Unser Verfasser sah ihn in dem Hause des Baron Dimsdale in Hertfordshire, wo er sich eben aufhielt, um sich zur Einimpfung der Blattern zubereiten zu lassen, welche er auch nachher glücklich überstanden hat. In Gesellschaften ist er ungezwungen und höflich, beträgt sich auch bei Tische so; er weiß schon mit Messer und Gabel wohl umzugehen, beobachtet in allem Betracht Anstand und Reinlichkeit, und ist gar nicht ungeschickt. (...) Es ist sehr unwahr, wenn in einigen Zeitungen vorgegeben worden, daß Omiah viele Zeichen der Dummheit und Unwissenheit blicken ließ. Sein ganzes Betragen ist vielmehr fein und gleichet der Aufführung von wohlerzogenen Leuten so sehr, daß es allen denjenigen sehr außerordentlich vorkommen muß, welche wissen, daß er erst vor so kurzer Zeit die Inseln des südlichen Ozeans verlassen hat, auf welchen doch die Sitten ganz und gar von den Sitten der sogenannten gesitteten Völker in Europa verschieden sind. (...) Da die ganze otaheitische Sprache (...) nicht viel über tausend Wörter hat, so findet sich Omiah oft in großer Verlegenheit, die neuen Ideen und Gegenstände, welche sich ihm in unserm Land darbieten, auszudrücken. Und doch weiß er sich oft sehr artig zu helfen. Weil z. B. jene südlichen Insulaner keine andere vierfüßige Tiere haben als Hunde, Schweine und Katzen, so findet er in seiner Sprache auch keinen andern Ausdruck ein Pferd zu beschreiben als: ein großes Schwein, worauf Menschen sitzen; eine Kuh nennet er ein großes Schwein, das Milch gibt. Ein Bedienter an einem Schenktische heißt bei ihm ein König der Bouteillen, und ein Schiffskapitän ein König des Schiffs.«[9]

So ganz exklusiv und allein auf die allerersten Kreise beschränkt scheint die Schaustellung Omais mit der Zeit nicht geblieben zu sein; immerhin wurde er in der Presse annonciert. Zunächst als ein »wild Indian, that was taken on an island in the South Seas« – später, als man den »guten Wilden«, den »nature's gentleman« in ihm entdeckt hatte, avancierte er zu einem »private gentleman of small fortune«. Diese Rangerhöhung dürfte er unter anderem dem Urteil Dr. Johnsons verdankt haben, der vor allem »the elegance of his behavior« zu rühmen wußte.[10]

Omai gelangte zu einer ungeheuren Popularität; zeigte er sich auf der Straße, war er sofort von Menschenmassen umgeben. Jedermann wußte, wer er war und woher er kam, in den Zeitungen wurde sein Lebenslauf mehrfach abgedruckt.[11] Feinsinnige bedichteten den ›Gegenfüßler‹. Zahlreiche verschiedene Porträts von ihm (in Holzschnitt und Kupferstich: für jeden Geldbeutel passend) waren in Umlauf. Zu einigen dieser Porträts hatten immerhin so berühmte Maler wie Nathaniel Dance oder Sir Joshua Reynolds, der Präsident der Royal Academy, die Vorlage geliefert. Die meisten dieser Porträts zeigen Omai in einem weiten weißen Phantasiekostüm, mit einem Turban auf dem Kopf; seine – im Vergleich mit den Vorläufern – eher spärlichen Tätowierungen auf den Händen werden durch die Wahl der Gestik dem Betrachter besonders augenfällig. Gerade an diesen Bildern wird deutlich, daß seit Omai und seit der Einführung des Wortes ›Tattoo‹ in die europäischen Sprachen die Tätowierung unausweichlich in den Blick des Beobachters geraten ist.

Während in Frankreich die (wohl fingierten) *Narrations d'Omai* in vier voluminösen Bänden erschienen, war die im Theatre Royal im Covent Garden gezeigte Pantomime

»*Omai*, or, a trip round the world ... with a Procession exactly representing the dresses, weapons and manners of the inhabitants of Otaheite, New Zealand and the other countries visited by Captain Cook«[12]

mit mehr als 50 Aufführungen en suite *der* Renner der Saison; von Kotzebue bearbeitet wurde dies Theaterstück auch in Deutschland bis weit ins 19. Jahrhundert hinein immer wieder gespielt.

Auf der dritten Reise Cooks in die Südsee wurde Omai zurück in seine Heimat gebracht; auch ihm gab man die Segnungen der Zivilisation mit auf den Weg:

»Man überhäufte ihn bei seiner Abreise mit einer unsäglichen Menge Kleider, Zierrat und andern Kleinigkeiten, dergleichen zu Befriedigung unserer erkünstelten Bedürfnisse erfunden werden. (Man gab ihm eine Dreh-Orgel, eine Elektrisier-Maschine, ein Panzer-Hemd und eine Ritter-Rüstung.)«[13]

Gegenstände, die dem Aufklärer Georg Forster, der dies berichtete, symptomatisch für den Zustand der europäischen Zivilisation zu sein schienen. Auf Tahiti angelangt, verschenkte oder zerbrach Omai den mitgebrachten Tand rasch und wurde schon nach kurzer Zeit wieder genau der Wilde, der er gewesen war, bevor ihn Cook mit nach England genommen hatte. So wenig nachhaltigen Eindruck scheinen die Sitten des zivilisierten Europa auf ihn gemacht zu haben.

Omai, zum Liebling der Nation geworden, brauchte das Schicksal seiner Vorläufer und Nachfolger nicht zu teilen; er gelangte zurück in seine

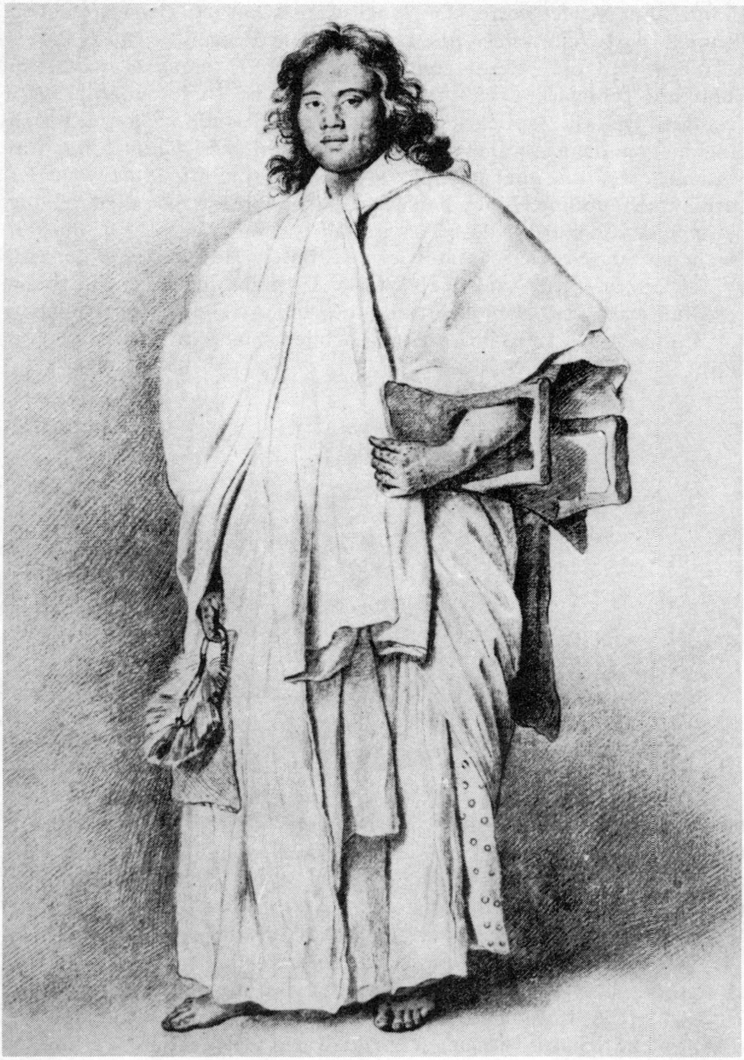

5. Omai. Nach einer Zeichnung von Nathaniel Dance

Heimat. Jämmerlich verreckt am englischen Klima und ausgebeutet von skrupellosen Schaustellern (die sich allerdings gelegentlich auch anders nannten) sind die meisten und – nach den Erfolgen Omais beim Publikum – verstärkt nach Europa verschleppten Wilden. Im Mai 1799 gelangte Timotiti (sprich: Timoteitei) nach London, wo man sich umgehend und eifrigst um seine Bekehrung bemühte. Timotiti kam von Vaitahu, einer Insel der Marquesas-Gruppe; sein Großvater war der berühmte Häuptling Honu, über den Cook in seiner Reisebeschreibung berichtete. Ein Porträt des etwa 16 Jahre alten Jungen zeigt ihn mit einem quer durchs Gesicht tätowierten Streifen: Erinnerung an den von Feinden erschlagenen und verspeisten Vater und zugleich Verpflichtung zur Blutrache. Doch Timotiti starb ohne seinen Vater gerächt zu haben am 2. Dezember 1802 in London, nachdem man ihn 18 Monate von

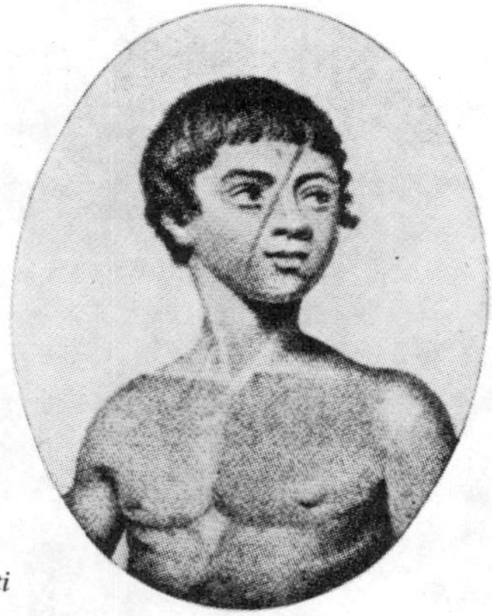

6. Timotiti

Missionsveranstaltung zu Missionsveranstaltung als Beispiel einer besonders gut geglückten Christianisierung gehetzt hatte. Begraben wurde er allerdings nicht als Timotiti, sondern als John Butterworth: man hatte ihn zynischerweise auf den Namen des Schiffes getauft, das ihn nach Europa verschleppt hatte.[14]

Der erste in Europa gezeigte Neuseeländer war ein Mann namens Moyhanger, der 1806 in London zu sehen war. Ebenfalls ein Maori war Hongi, ein Häuptling, der unter seinen Landsleuten für seine besonders kunstvolle Tätowierung berühmt war. Einem Bericht über ihn entnimmt man, wie die Schaustellungen der Wilden in den Salons der High Society etwa vor sich gegangen sein mögen:

»Im Haus eines Gentleman, wo eine Gesellschaft zur Besichtigung des Häuptlings eingeladen worden war, benahm sich Hongi äußerst standesbewußt, wie ein Prinz. Doch als er bemerkte, wie einige Ladies seine Tätowierungen augenscheinlich mit einem mitleidigen Lächeln anstarrten, stand er sofort in größter Erregung auf, warf sich quer über drei Stühle und bedeckte das Gesicht mit den Händen. So blieb er, bis die Gesellschaft sich auflöste und fortging.«[15]

1806 wurde ein »heavily tattooed negro« (vermutlich handelte es sich um Narbentätowierungen) von den Behörden aufgegriffen, als er, in Lumpen gekleidet, ziellos in den Straßen von London umherirrte. Ein Händler aus der Levante hatte den Sklaven kurzerhand in Liverpool ausgesetzt, als er keine Verwendung mehr für ihn hatte. Man beschloß, den Schwarzen »until some mode of disposing him« sich finden würde, im Arbeitshaus in der Horsemonger Lane unterzubringen. Unter den zahlreichen Schaulustigen, die sich auf die Zeitungsmeldung über diesen Fall hin, den »poor black man« in seiner Zelle ansehen kamen, war auch der Duke of Sussex. Der war so angetan von den Tätowierungen, daß er ihrem Träger einen Posten als ›Footman‹ in seinem Haushalt verschaffte, d. h. als livrierter Lakai, der vor der Kutsche ihrer Gnaden herzulaufen, die Ankunft des Herzogs öffentlich auszurufen und Platz zu schaffen hatte. »Der Neger«, so heißt es, »versah seinen Dienst augenscheinlich zur Zufriedenheit, lernte Englisch, sparte etwas Geld, und schloß sich zuletzt, mit Erlaubnis seines Herrn, einer herumziehenden Gaukler- und Akrobatentruppe an, um sich in Städten und Dörfer einem verblüfften Publikum selbst zur Schau zu stellen.«[16]

Der Nubier im Triumphzug des römischen Imperators erlebte seine Renaissance im Negersklaven des absoluten Fürsten, um im 19. Jahrhundert zur Jahrmarktssensation degradiert zu werden; heute führt er als Sarotti-Mohr ein eher unscheinbares Nachleben.

Das verstärkte Auftreten tätowierter Wilder fällt zusammen mit dem verstärkten Import exotischer Tiere und dem Aufkommen von Menagerien; das Interesse an beiden (und ihre Wertschätzung) dürfte anfangs auf gleicher Ebene gelegen haben. Der zitierte Flugzettel zu den in Augsburg gezeigten Eskimos scheint das zu belegen. – Die Tätowierten waren Teil der großen – und bis zu Hagenbecks Völkerschauen im ausgehenden 19. Jahrhundert immer größer werdenden – Zahl von Wilden, die man, etwa seit Beginn des 17. Jahrhunderts, nach Europa zu verschleppen begann, zunächst um die Kuriosität von Fürsten, dann um den Wissensdurst der Gelehrten und zuletzt das Sensationsbedürfnis der Massen zu befriedigen. Die Iroquesen- und Cherokeehäuptlinge, die man 1710 und 1762, die Mohawks, die 1765, die Eskimos, die man 1772 in London sah, dann vor allem die »Hottentotten-Venus« (*die* Sensation des Jahres 1810), die Lappländer (1822), George Catlins Ojibbeways-Indianer (1844), die Buschmänner aus Südafrika (1847), die Kaffern (1850) etc. etc.[17] – sie alle waren lebende Allegorien der Weltherrschaft des Handelskapitals. Ihre Zurschaustellung, an denen die Organisato-

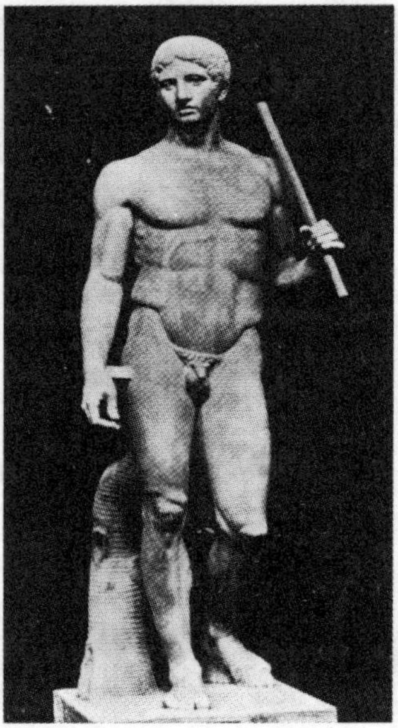

7. *Speerträger des Polyklet*

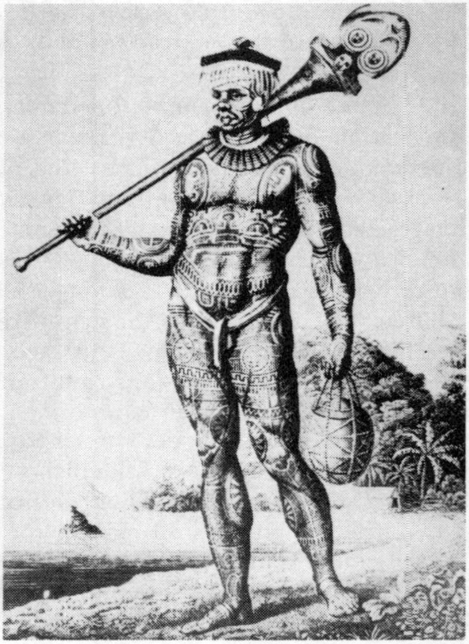

8. *Tätowierter Edler von Nukaiva*

ren nicht selten Vermögen verdienten, bildeten die Triumphzüge des Kolonialismus.
Die Tätowierten waren nur ein kleiner Teil dieser Menschen-Menagerie. – Und zugleich waren sie mehr als das: Europa, das sein Schönheitsideal von Winckelmann und der klassischen Antike abzuleiten glaubte (und doch nur die eigenen käsigen Leiber meinte), bestaunte und *bewunderte* alle diese buntfarbigen und wilden Körper, die seiner Schaulust preisgegeben waren. Die Tätowierung, die seit Omai fast ausschließlich mit der Südsee identifiziert wurde, wurde vom ausgehenden 18. und beginnenden 19. Jahrhundert als Schrift und Zeichen einer *Gegenwelt* gedeutet, die nicht nur geographisch, sondern auch politisch bei den Antipoden lag. Hier vor allem war der »Wilde« zu Hause, den Rousseau als das eigene Wunsch- und zugleich Urbild des Bürgers entworfen hatte. Im Grunde verstand man den Südseeinsulaner als den »anderen Europäer«. Und dieser andere Europäer war nicht nur der »gute«, sondern auch der »edle Wilde«. Das zeigen z. B. die Zeichnungen, die auf der Krusenstern'schen Weltumseglung 1803 bis 1807 entstanden; obwohl von verschiedenen Zeichnern aufgenommen und von verschiedenen Stechern für verschiedene Expeditionsberichte radiert, stellen sich die Wilden durchweg in den klassischen Posen dar.

Der »Keulenträger« – die wohl berühmteste Abbildung eines Tätowierten überhaupt – zeigt einen ›Nukahiver von großem Ansehen‹ in der Pose des Polykletschen Speerträgers, im klassischen Kontrapost.
In *Voigt's Magazin für den neuesten Zustand der Naturkunde* wurden 1805 und 1806 Briefe abgedruckt, die Expeditionsteilnehmer von Kamtschatka aus, der ersten Station der Expedition nach ihrem Besuch der Südsee-Inseln, an Blumenbach nach Göttingen geschickt hatten; die Briefe geben besser als die erst Jahre nach dem Ende der Weltreise herausgebrachten offiziellen Berichte, die spontane Begeisterung der Europäer wieder; so schrieb z. B. Langsdorff:

»Die Einwohner (von Nukaiva), besonders die Männer, sind von ganz vorzüglicher Schönheit, größtenteils von athletischem Wuchs mit männlichem Anstand und Stärke. Über alles hat mich ihre Tätowierung überrascht. Die Regelmäßigkeit, und ich möchte sagen, der Geschmack der Figuren, welche im Ganzen eine auffallende Ähnlichkeit mit unseren *à la Greque* haben, sollte einem guten Zeichner Mühe machen, sie getreu darzustellen. Ihr ganzer Körper vom Kopf bis zu den Füßen ist über und über mit diesen Figuren bedeckt, wodurch die ohnehin schöne Bildung dieser Menschen weit mehr als durch Anzug oder Schmuck erhöht wird.«[18]

Und Tilesius schrieb:

»Auf Nukahiwa fanden wir, was Wuchs betrifft, die schönsten Männer, die man sehen kann. Wahre Ideale und die doch beweisen, daß die höchsten Meisterwerke der griechischen Bildhauerkunst, der farnesische Herkules, Apollo, Antinous, Merkur, die Fechter etc. ganz nach der Natur gearbeitet sind, da sich solche Urbilder unter den reinen Naturmenschen finden.«[19]

Der Europäer sah im Südseeinsulaner den antiken Heroen; als wissenschaftlichen Beweis dafür, daß dem die Realität entsprach, legte Tilesius seinem Brief eine Liste von Körpermaßen von Marquesanischen Männern bei, die bis ins kleinste identisch waren mit den Maßen, die der Apoll von Belvedere aufwies. Damit glaubte man bewiesenermaßen die »Originale der Antike wiedergefunden zu haben«.[20]
Die Tätowierung spielte in diesem Vexierbild, in dem sich die Figuren des griechischen Heros und des »guten Wilden« phantasmagorisch zur Vision des idealen Bürgers überblendeten, eine entscheidende Rolle; sie war – indem sie den Bürger und den Südseeinsulaner zugleich voneinander unterschied und miteinander verband – der Angelpunkt aller Vergleiche: Der Grieche war gleichsam der geläuterte Wilde, die vom Kannibalismus und der Tätowierung gereinigte Fassung, so wie der Bürger, der nach klassischem Vorbild sich zu bilden wünschte, das zivilisierte *Gegenbild* des »guten Wilden« war. Aber nicht nur der Kontrast zum Bürger, den die Aufklärung als verdorben, weil vom Absolutismus geknechtet und in seiner Entfaltung gehindert, empfunden hatte, wurde der Südseeinsulaner gedacht, sondern auch als sein

archaisches Urbild. Die Gesellschaftsform Tahitis und der Marquesas-Inseln wurden als »urbürgerlich« beschrieben und zugleich als eine, die vom Bürgertum – auf höherer Stufe – erst wieder herzustellen sei. *Über den Ursprung des bürgerlichen Lebens und der Staatsform in den Südseeinseln* heißt z. B. ein 1828 erschienener Aufsatz von Tilesius, in dem die Meinung vertreten wird, daß die Tätowierung »die unauslöschlichen Urkunden einer angehenden Staatenform vorstellen sollte, und zwar bei einem Volke, welches noch keine Schriftsprache hat«.[21] Eine Idee, die noch 1872 von Wuttke in seiner *Entstehung der Schrift* ausführlich verfolgt wird.[22] So werden selbst Antipoden der Geschichte subsumiert.

Was dem – in der historischen Konstellation des ausgehenden 18. Jahrhunderts sich selbst als dekadent erfahrenden – Europäer in der Gestalt des tätowierten Südseeinsulaners entgegentrat, war das Bild der eigenen Jugend, deren endlichen Anbruch man sich mit dem Anbruch des bürgerlichen Zeitalters erhoffte.[23]

2. Runaways

Es waren Wilde, die man aus der Südsee nach Europa verschleppt hatte, um ihnen hier die Zivilisation vorzuführen, und womöglich beizubringen, und es waren – Europäer, die auf den Südseeinseln verwilderten und sich nach Art der Eingeborenen punktieren ließen, die die Tätowierung zuerst bekannt machten.

Unter den Matrosen, die sich auf ihren Fahrten durch den Pazifik tätowieren ließen, nahmen die Runaways und Beachcombers, die »An-den-Strand-gespülten«, eine besondere Stellung ein. In der Mehrzahl waren es Deserteure, die den oft unmenschlichen Arbeitsbedingungen auf den Kriegs- und Handelsschiffen der damaligen Zeit zu entkommen suchten, indem sie auf eine der zahllosen Inseln flohen. Besonders berüchtigt waren die Walfangschiffe, die oft jahrelang, nicht selten bis zu 8 und 10 Jahren ununterbrochen auf Jagd fuhren. Kein Wunder, daß die Matrosen bei passender Gelegenheit dieser Arbeit zu entfliehen versuchten, zumal die bereits sagenhaft gewordene sexuelle Freizügigkeit auf den Inseln ein paradiesisches Leben versprach. Gelegentlich fand sich unter den Beachcombers auch einer, der wegen irgendeines schwerwiegenden Vergehens gegen die Schiffsdisziplin einfach auf einer einsamen Insel ausgesetzt worden war, von wo aus er dann mit viel Glück und auf oft abenteuerlichste Weise eine bewohnte Insel zu erreichen suchte, wo er, in Gemeinschaft mit den Eingeborenen, überleben konnte. Diese Beachcombers hatten, schreibt Karl von den Steinen,

»für die Marquesas eine außerordentliche Bedeutung, und es gab ihrer in allen Spielarten. Da waren einmal die wilden Abenteurer, kleine Conquistadoren, die im Besitze von Flinte und Munition einen oder ein paar Talstämme beherrschten, die Eingeborenen in ihren Kriegen anführten und sie womöglich veranlaßten, ein Schiff nach Kappen des Ankertaus an den Strand zu ziehen. Da waren manche andere, die der Weiberwirtschaft, der Trunkenboldenhaftigkeit und jeder Roheit dermaßen huldigten, daß Roquefeuil 1818 ausruft: ›il faut se méfir des blancs que l'on trouve dans ces îles; la plupart sont matelots déserteurs qui ont tous les vices de la civilisation‹. (...) Sie waren der Schrecken der Missionare. Als Erzieher der Eingeborenen spendeten sie die Gabe des Kokospalmweins (...) Gelegentlich fehlte auch nicht das Gegenstück des Einsamen, der sich vor der Welt verschloß und auf der hierfür wie geschaffenen Insel Eiao eine Robinsonade lebte; mehrere solcher Fälle sind bekannt...«[24]

Und sie alle waren tätowiert; sie kamen gar nicht umhin tätowiert zu sein.
Über das höchst romantische Schicksal eines Europäers in der Südsee berichtete im August 1811 das renommierte *Journal des Luxus und der Moden* in einem ungewöhnlich langen Artikel unter dem Titel »Geschichte des Engländers *George Bruce,* und der neuseeländischen Prinzessin *Aékotoé*«.[25]
Zweifellos beruht diese Geschichte auf Tatsachen (zuviele der genannten Namen und Schiffe lassen sich an Hand anderer Quellen nachprüfen), und da man ihr nicht nur Hinweise auf das Schicksal eines Beachcombers entnehmen kann, sondern auch darauf, wie man sich in Europa solch ein Leben vorstellte, sei sie hier ausführlicher referiert:

Dieser Geschichte zufolge wurde George Bruce 1779 in Limehouse in England geboren. Mit kaum 10 Jahren heuerte er als Schiffsjunge auf dem ›Royal Admiral‹ unter Capt. Bound an, der Kurs New South Wales fuhr. In Port Jackson musterte er ab, um für die nächsten 12 Jahre in der australischen Küstenschiffahrt zu fahren. »Bruce erlangte bei dieser Gelegenheit«, heißt es in dem genannten *Journal,* »mancherlei nützliche Kenntnisse und wurde ein geschickter Seemann. Seine Vorgesetzten achteten ihn, und seine Kameraden liebten ihn, weil er ebenso verständig als gutmütig war. Da er frühzeitig in das fremde Klima versetzt worden war, so gewöhnte er sich bald daran, als ob er ein Eingeborener gewesen wäre. Er wurde stark, groß, handfest, und vereinte mit diesem kräftigen, männlich schönem Äußeren zugleich ein sanftes gefälliges Betragen.« 1804 kam Tippahee, ein führender Häuptling von Neuseeland nach Port Jackson, »um dem Gouverneur einen freund-nachbarlichen Besuch zu machen, und zugleich seine Neugier über die Lebensart und Künste der Europäer zu befriedigen«. Es traf sich, daß George Bruce zufällig zu der Besatzung des Schiffes ›Lady Nelson‹ gehörte, auf dem der Häuptling und sein Gefolge nach Neuseeland zurücktransportiert werden sollte. Der Häuptling wurde seekrank, und es war die Aufgabe von Bruce, ihn zu bedienen und bei Laune zu halten, was ihm offensichtlich gut gelang: »Während der Genesung litt Tippahee nicht, daß Bruce sich auch nur auf Augenblicke von ihm entfernte; er lehrte ihn einige Worte seiner Sprache und versuchte es, einige Dinge auf Englisch zu nennen; er hieß ihn singen, und mehrmals tauschten sie, auf ausdrücklichen Befehl des Königs, die Tabakspfeifen, welches bei den Wilden die Bekräftigung eines Freundschaftsbundes ist.« Kein Wunder, daß der Engländer die Gunst der Stunde und des Königs nutzte und sich entschloß auf Neuseeland zu bleiben. »Da der Kapitän sah, daß er fest entschlossen war, ein Wilder zu werden, hielt er ihn nicht zurück, und machte sich noch ein Verdienst bei dem Könige, daß er seinen Freund zurückklasse.« – Der König hatte eine Tochter: »Sie war fünfzehn Jahre alt, und in diesem Alter ist jedes Mädchen, selbst eine Wilde reizend; doch hatte Aékotoé außer der Jugend noch andere Rechte auf Schönheit. Sie war gut gebaut, hatte regelmäßige Formen, angenehme Züge, und ihr Gesicht wäre schön gewesen, wenn es nicht durch das Tatowieren entstellt worden wäre. Hierzu kam noch eine natürliche Grazie und Fröhlichkeit, die auch Bruce nicht entging.« Der war unterdessen ganz ein Bewohner Neuseelands geworden. Er »vertauschte ... seine Uniform gegen den Gürtel und den Mantel aus den Fellen wilder Tiere; er bewaffnete sich mit Pfeilen, mit dem Bogen und der Keule; übte sich in diesen Waffen, in der Sprache, und glich bald, bis auf das Tatowieren, einem leibhaftigen Neuseeländer. Dieser Mangel an bemalten Wangen und seine, obgleich verbrannte, doch, im Vergleich zu den Eingeborenen, blassere Gesichtsfarbe, zogen ihm einige Neckereien der Prinzessin Aékotoé zu. George ertrug dieses, ohne sonderliche Lust in sich zu verspüren, durch das Tatowieren in den Augen der Neuseeländer reizender zu erscheinen. Unterdessen wuchs seine Liebe zur jungen Aékotoé täglich, und er versuchte ihr seine Zärtlichkeit zu bezeigen. ›Wenn du ein Krieger, und wenn du mein Mann sein wirst‹, erwiderte sie, ›so soll dir Alles erlaubt sein.‹« Bruce wurde beim König vorstellig, erinnerte ihn an das Freundschaftsversprechen und hielt förmlich um die Hand der Tochter an. »›Freund George‹, antwortete der König, ›du bist noch nicht tatowiert, du bist noch nicht wie die Unsrigen; und ich kann meine Tochter und den Befehl über das Heer nur demjenigen geben, der zu leiden weiß, ohne zu klagen. Gehe und kehre mit den Zeichen unseres Volks zurück und Aékotoé soll die Deine sein.‹ – George floh wie der Blitz davon, lief zu dem berühmtesten Gaukler, der in der Kunst des Tatowierens geübt war, vertraute sich seiner Hand an und unterwarf sich, ohne zu klagen, einer sehr schmerzhaften Operation, die bei ihm um so länger dauerte, da er nach allen Regeln der Kunst, wie es sich für einen Königssohn gebührt, tatowiert sein wollte. Sobald die Wunden geheilt und George vom Kopf bis zu den Füßen mit den seltsamsten Figuren geschmückt war, zeigte er sich dem König und seiner Tochter, die ihn mit Freudengeschrei und Liebkosungen empfingen. Am andern Tage brach Aékotoé mit ihm ein Stäbchen und wurde seine Gemahlin. Der König gesellte ihn zu seiner Macht und ließ ihn als Thronfolger anerkennen ... Eine wahrhaft königliche Gesinnung bemächtigte sich jetzt seiner, und er faßte den Entschluß, der Schöpfer und Bildner eines Volkes zu werden, für das schon die Natur auf dieser Insel großmütig gesorgt hat. Er fing damit an, den natürlichen Verstand seiner Aékotoé zu entwickeln, und teilte ihr seine Entwürfe mit, die Neuseeländer zu zivilisieren ... Und George Bruce dachte nun nicht ohne Stolz und Begeisterung, daß er der *Brama, Fô* oder *Numa* von Neuseeland werden würde und daß diese einfachen Kinder der Natur durch seine wohlthätige Fürsorge sich zu einer aufgeklärten, ausgezeichneten Nation in der südlichen Halbkugel erheben würden.« – Man vergleiche diese Schilderung mit der oben zitierten von K. v. d. Steinen. – Der Rest der Geschichte mag schneller erzählt werden: zu dem großen Aufklärungs- und Zivilisationswerk ist es nicht mehr gekommen. Bruce und seine Frau ließen sich überreden an Bord der ›General Wellesly‹ zu gehen, um Kapitän Dalrymple in den neuseeländischen Gewässern als Lotsen zu dienen. Durch mehrere Tage anhaltende widrige Winde wurden sie von der Insel weit abgetrieben, und als das Wetter endlich günstiger wurde, weigerte Dalrymple sich, wegen zweier Wilder einen Umweg zu machen. In Malacca gelang es dem Kapitän, George Bruce unter einem

Vorwand an Land zu locken, während er sich mit Schiff und Prinzessin davonmachte. Da sie ihm aber nicht zu Willen sein wollte, verkaufte er sie in Pinang an einen gewissen Capt. Ross als Sklavin. – Es begann eine herzzerreißende Odyssee der beiden Liebenden kreuz und quer durch den Indischen Ozean, die im Juni 1809 mit ihrer Wiedervereinigung in Kalkutta vorläufig endete. »Ein Schiff, das nach der Südsee segelte«, heißt es abschließend im *Journal des Luxus und der Moden,* »versprach, sie an der Küste von Neuseeland auszusetzen. Man hofft, daß sie glücklich angekommen sein werden; aber man hat noch keine Nachricht von ihnen erhalten. – Der unwürdige Dalrymple irrt noch auf dem Meer herum, und wird seiner Strafe in den Wellen oder vor Gericht, wenn ihn die Gerechtigkeit erreicht, nicht entgehen. Die öffentliche Meinung hat ihn indes im voraus verurteilt«. – Nach anderen Berichten (von denen noch zu sprechen sein wird) starb Dalrymple 1809 oder 1810. Zu früh, um diese Geschichte zu bestätigen oder sich zu rechtfertigen.

Trotz aller paradiesischen Zustände auf den Südseeinseln und trotz aller romantischen Vorstellung davon – in Wirklichkeit war das Leben für die gestrandeten Europäer hart. Herman Melville, selbst ein Runaway, hat das in seinem (wohl literarisierten, aber doch realistischen) Erlebnisbericht *Typee* geschildert. 1842 war er zusammen mit seinem Freund Toby von Bord des amerikanischen Whalers ›Acushnet‹ auf die Insel Taipi geflohen. Nachdem sie zunächst tagelang, halb verhungert und verdurstet, immer in in Furcht vor den kannibalischen Happar, durch das unwirtliche Innere der Insel geirrt waren, fanden sie glücklich Aufnahme bei den friedfertigeren Taipi. Doch die dort genossene Gastfreundschaft entpuppte sich bald als eine Art Gefangenschaft. Ständig, auf Schritt und Tritt, wurden die beiden bewacht; besonders dann, wenn ein Schiff sich in Inselnähe zeigte. Erst nach vier Monaten gelang es glücklich, in die Zivilisation zurückzufliehen. In einem Punkt aber bestätigt Melville die Geschichte des *Journals des Luxus und der Moden:* Nur unter Aufbietung aller Charakterstärke konnte er der ständigen Aufforderung, sich tätowieren zu lassen, entgehen; standhaft blieb er nur deshalb, weil der Tätowierer die Prozedur unbedingt im Gesicht beginnen wollte.
Nachdem Melville sehr anschaulich (und vom ethnologischen Standpunkt korrekt) die Technik der Tatauierung beschrieben hat, erzählt er weiter:

»Sowie er (der ›Professor der schönen Künste‹) mich sah, packte er mich beim Arm, halb verrückt vor Freude, weil er annahm, ich suchte ihn in seiner beruflichen Eigenschaft auf, und wollte mit Feuereifer sogleich an die Arbeit gehen. Als ich ihm jedoch klar machte, daß er mich völlig mißverstanden hätte, war er unendlich bekümmert und enttäuscht. Doch erholte er sich wieder und schien entschlossen, meinen Versicherungen keinen Glauben zu schenken, er nahm sein Werkzeug und fuchtelte mir damit beängstigend nahe vor dem Gesicht herum, wobei er eine pantomimische Vorführung seiner Kunst gab und immerzu in Ausrufe der Bewunderung über die Schönheit des Entwurfs ausbrach.
Bei dem bloßen Gedanken, ich könnte für das ganze Leben entstellt werden, wenn der Kerl seine Absichten an mir ausführte, packte mich das Grauen, und ich versuchte von ihm

loszukommen (...) Der Gedanke, seine Tätowierungen meiner weißen Haut einzuprägen, erregte die ganze Leidenschaft des Malers; immer wieder starrte er mein Gesicht an, und mit jedem neuen Blick schien sich sein Ehrgeiz zu steigern. Da ich nicht wußte, ob er bis zum Äußersten gehen würde, und fürchtete, er könnte mir meine Galionsfigur ruinieren, versuchte ich ihn abzulenken. Voller Verzweiflung hielt ich ihm meinen Arm hin und bedeutete ihm, mit der Arbeit zu beginnen. Aber er wies den Kompromiß entrüstet zurück und setzte seine Angriffe auf mein Gesicht fort; mit etwas Geringerem wollte er sich nicht zufrieden geben. Als sein Zeigefinger über meine Züge fuhr, um die Umrißlinien jener parallelen Bänder zu bestimmen, die mein Gesicht einfassen sollten, ging es mir durch Mark und Bein. Halb wild vor Entsetzen und Entrüstung gelang es mir schließlich, mich von den drei Wilden loszureißen, und ich floh (...), von dem Künstler, der seine Leidenschaft nicht bezähmen konnte, verfolgt. (...)
Dieser Vorfall zeigte mir, daß eine neue Gefahr drohte, und ich gelangte zu der Überzeugung, man würde mich in einer unglücklichen Stunde so entstellen, daß ich niemals mehr *die Stirn* haben konnte, zu meinen Landsleuten zurückzukehren, selbst wenn sich eine Möglichkeit dazu bot.
Meine Befürchtungen steigerten sich noch, als König Mehevi und mehrere kleine Häuptlinge begehrten, ich solle mich tätowieren lassen. (...)
Bald darauf wiederholte er seine Bitte, und da ich sie wiederum ablehnte, zeigte er sich über meinen Starrsinn etwas ungnädig. Als er mit seiner Forderung zum drittenmal kam, war mir klar, daß etwas geschehen müsse, oder mein Gesicht war für immer verdorben; ich nahm daher meinen ganzen Mut zusammen und erklärte mich bereit, mir beide Arme vom Handgelenk bis zur Schulter tätowieren zu lassen. Seine Majestät waren über diesen Vorschlag außerordentlich erfreut, und ich gratulierte mir schon, auf diese Weise zu einem Kompromiß gekommen zu sein, als er mir sagte, daß die Operation natürlich zuerst an meinem Gesicht vorgenommen werden müsse. Ich war fast verzweifelt. (...)
Der einzige Trost, der mir blieb, war, daß ich mir das Muster selbst wählen durfte. Ich konnte mir ganz nach Belieben über mein Gesicht zwei horizontale Streifen spannen lassen, (...) oder genau so viel schiefe, oder wenn ich es als echter Höfling vorzog, mich nach der königlichen Mode zu richten, stand es mir auch frei, eine Art Freimaurerabzeichen in Form eines mystischen Dreiecks auf meinem Gesicht zu tragen. Doch wollte ich von alledem nichts wissen, obwohl mir der König eindringlich versicherte, man werde mir keinerlei Vorschriften über das Muster machen (...)
Kaum ein Tag verging, an dem sie mich nicht mit ihren Bitten behelligten, bis mir zuletzt das Leben zur Qual wurde; die Freuden, die ich früher begeistert genossen hatte, verloren ihren Reiz, und mein alter Wunsch, aus dem Tal zu fliehen, erwachte mit neuer Stärke. (...) Das ganze System der Tätowierung hing mit ihrer Religion zusammen, und es war daher klar, daß sie beschlossen hatten, mich zu bekehren.«[26]

Zwei alte Beachcombers traf Karl von den Steinen noch Ende des 19. Jahrhunderts auf seiner Forschungsreise durch die Südsee an: Den »biederen Sylvester«, der 1818 in der Nähe von Boston geboren war, dort noch auf der ersten Eisenbahn fuhr, dann aber für immer zur See ging:

»Schon seit undenklichen Zeiten hatte er in Oomoa gegen eine einzige Zinsleistung ein angenehmes Heim gefunden: als wertvollster Talisman gilt der aus möglichst grauem und reichlichem Barthaar gearbeitete Stutz des Pavahina-Kopfschmucks und Sylvester gewann Haus, Schwiegervater und Lebensunterhalt dafür, daß er dem Häuptling alljährlich einmal seinen schönen Yankeebart opferte.«[27]

Der andere war der Schweizer Hahn aus Biel gebürtig, den v. d. Steinen auf dem Inselchen Tutuila traf:

»Die lange Geschichte seiner Abenteuer (begann) mit dem amerikanischen Unabhängigkeitskrieg und dem Goldsuchen (...) 3000 $ hatte sich Hahn erworben und wollte heim, vergnügt feierte er Abschied in den Hafenkneipen und erwachte, seines ganzen Vermögens ledig, an Bord eines Walfischfängers! Vier Monate später – und das wußte er so wunderbar anschaulich zu erzählen, daß ich es nie vergessen konnte – schwamm er bei den Marquesas an Land. ›Er rettete sein Leben‹, heißt es in meinem Tagebuch, ›durch verzweifelte Kunststücke, indem er auf den Händen lief und Purzelbäume schoß, was dem Häuptling mächtig imponierte; er hatte viele Weiber, sah 6 Menschen verzehren; eine Frau brachte ihm nachts ‚Schweinebraten', es war aber ein tatauierter Arm, und er warf sie hinaus‹; so folgte noch vieles mehr des Verlockenden! Hahn entkam endlich nach Tahiti, wo er Gefängnisschließer wurde.«[28]

Doch vielleicht zeichnen diese Anekdoten ein zu freundliches, ein zu liebenswürdiges Bild des Beachcombers. Der Journalist Siegfried Genthe, der etwa um die gleiche Zeit wie K. v. d. Steinen die Südsee bereiste, schrieb in seinen, zuerst in der *Kölnischen Zeitung* erschienenen Artikeln anderes:

»... selbst die wohlhabendsten Geschäftsleute der Stadt [Apia auf Samoa] haben sich emporgearbeitet aus den Reihen der sogenannten Beachcomber, jener für die Südsee so bezeichnenden Menschenklasse, von denen jeder einen Roman erlebt hat voll von wilden Abenteuern, Schiffbruch, Entbehrungen und oft genug blutigen Verbrechen. Auf den abgelegeneren Inseln der Südseegruppen kann man besonders bemerkenswerte Vertreter dieser verwilderten Weißen finden, die oft in Sprache, Kleidung und Lebensweise mehr Kanaken als Europäer sind ...
... Apia war um die Mitte des 19. Jahrhunderts voll von solchen Gestalten wie Hayes [d. i. ein Beachcomber und Pirat, über den Genthe zuvor ausführlicher berichtet hatte, S. O.], Leuten von meist unbeugsamer Willenskraft und rücksichtslosester Unternehmungslust, die der dem Nordländer so oft verhängnisvolle Drang zu südlichen Abenteuern herausgetrieben hatte auf dieses fast noch jungfräuliche Gebiet des riesigen Weltmeers und seiner ungezählten Inseln. Sich nach eigenem Geschmack auszuleben,

›To burst all links of habit – there to wander far away
On from island unto island, at the gateways of the day‹

wie es bei Tennyson heißt, keinen Herrn über sich zu kennen als den eigenen Willen, keine Schranke zu ziehen der Betätigung wilder Leidenschaften, ein König zu sein über ein Häuflein halbwilder, unwissender Eingeborenen – das war das große Ziel der Beachcomber und Südseeflibustier. (...) Die Goldfelder Australiens und Kaliforniens, die Walfischfänger von der Küste Neu-Englands, amerikanische Kriegsschiffe mit ihren verrohten Mannschaften und ihrer mittelalterlichen Landsknechtzucht, die Außenstationen großer Handelshäuser auf fernen Koralleninseln, sie alle sind der Reihe nach die Vorschule gewesen für diese eigene Abart des Übermenschen, die, vom Krimskrams der

Imagination allerdings gründlich kuriert, nur die blonde Bestie zur Entwicklung gebracht hat und von Gott und den Propheten nichts mehr kannte als die Altäre, auf denen der Dreieinigkeit Mammon, Bacchus und Venus geopfert wird.«[29]

Diese also – tätowierte Beachcombers, verwilderte Europäer, die es in die Südsee verschlagen hatte, weil sie hier am ehesten sie selbst sein konnten, und tätowierte Wilde, die nach Europa verschleppt worden waren: Ur- und Gegenbilder des Bürgers, beide auf ihre je eigene Weise – waren es, die die Zivilisierten zuerst mit der Tätowierung bekannt machten.

3. Roberts und Cabri

Man wird die Zahl der Runaways, die die Südseeinseln seit ihrer Entdeckung bevölkerten, nicht allzu gering veranschlagen dürfen – auch wenn nur relativ wenige gesicherte und nachprüfbare Berichte darüber vorliegen. Ein Beispiel kann das deutlich machen: Der erste authentische Beleg, daß ein Schiff die Insel Fatuhiva angelaufen habe, stammt aus dem Jahr 1825; zwar war diese Insel schon vordem unter dem Namen Sta. Madalena bekannt und ihre ungefähre Lage in den Seekarten verzeichnet, aber um als Anlaufstation für Proviant und Wasser fassende Schiffe zu dienen, lag sie zu weit ab von den üblicherweise befahrenen Routen. Doch aus den Notizen des in Hawai stationierten Missionars Ellis geht hervor, daß die Insel bereits 1823 von 7 Weißen und 2 Negern bewohnt wurde. Drei Marquesaner, die den Gottesdienst des Missionars besuchten, hatten ihm davon berichtet.

»Solch zerstreute Notizen«, merkt K. v. d. Steinen dazu an, »lehren, daß der Verkehr der Segelschiffe eine viel größere Bewegung der Menschen auslöste, als die Reisebeschreibungen vermuten lassen; er brachte die Weißen in jede Bucht und die Insulaner auf weiten Fahrten in die Fremde.«[30]

– Nicht selten also lebten Beachcombers schon Jahre, bevor die ersten Expeditionsschiffe anlangten, auf den Inseln und konnten so, vertraut mit Sprache und Sitten, den Kapitänen als Dolmetscher im Verkehr mit den Eingeborenen dienen. Den diese Expeditionen begleitenden Wissenschaftlern, die sich ja meist nur wenige Tage auf den Inseln aufhalten konnten, waren sie als Informanten von unschätzbarem Nutzen. Das war der Fall bei den Expeditionen Krusenstern 1804, Porter 1813, Shillibeer 1814, Stewart 1829 und öfter. Vieles von dem, was wir über die seitdem verloren gegangenen Sitten und Gebräuche der Südseeinsulaner wissen, verdanken wir diesen Beachcombers.
Der Amerikaner Porter z. B. hatte einen Engländer namens Wilson zum

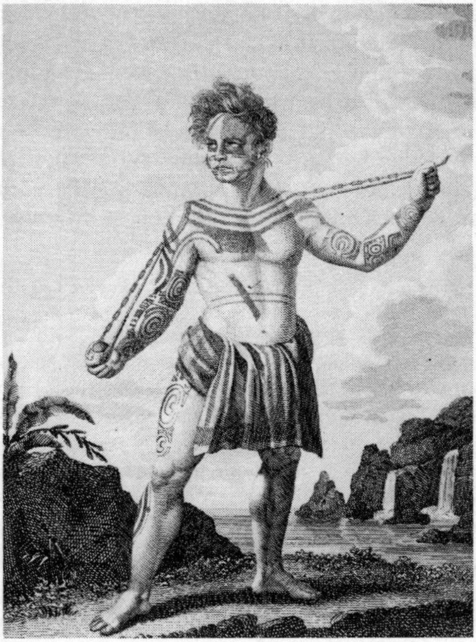

9. Cabris in der klassischen Pose eines Schleuderers, dargestellt vom Zeichner der Krusensternschen Expedition, Orlovski

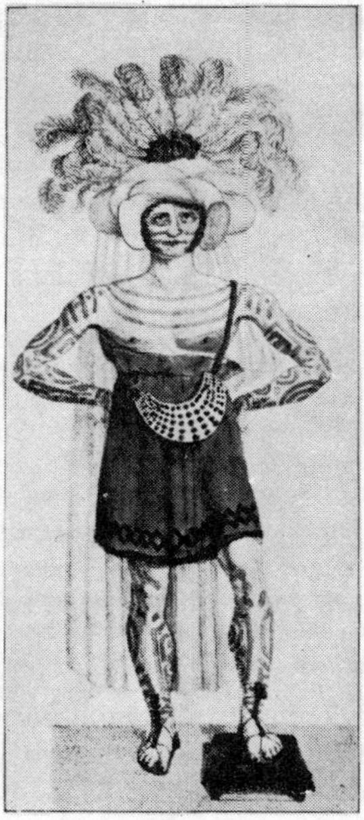

10. »Josef Kabris, Nativ de Bordeaux, vice-Roi et Grand Juge des Iles de Mendoça« (um 1818/19)

Gewährsmann, der seit vielen Jahren nacheinander auf verschiedenen Inseln der Marquesas-Gruppe gelebt hatte. Porter berichtet, wie er den nackten, am ganzen Körper tätowierten Weißen, der ihn zusammen mit zwei anderen Beachcombers bei seiner Ankunft auf der Insel begrüßen kam, unwillig wegschickte, – wie er aber sehr bald, als jenem alles Volk folgte, seinen Irrtum einsah und ihn wiedergutzumachen versuchte. Ohne den gutherzigen Wilson, so meint Porter selbst, wäre es ihm übel ergangen. Nur mit seiner Hilfe konnte er die Freundschaft einiger Stämme erwerben, andere bekriegen, einen Besitzvertrag schließen, ein Fort namens Madisonville errichten und seinem Expeditionsbericht die zahlreichen wertvollen Erklärungen von Einzelheiten einverleiben, die jenseits der unmittelbaren Beobachtung liegen. Für Lieutenant Shillibeer, der die Insel ein Jahr später anlief, mochte Wilson aus irgendwelchen Gründen nicht den Dolmetscher und Informanten spielen, weshalb dieser ihn in seinem Expeditionsbericht als einen »most egregiously ignorant« bezeichnet.[31]

Die russische Südsee-Expedition unter Krusenstern hatte 1804 das Glück, gleich zwei solcher Beachcombers als Dolmetscher und Informanten auf Nukaiva vorzufinden: den Engländer Roberts, der hauptsächlich von Krusenstern selbst, und den Franzosen Cabri, der mehr von Langsdorff ausgeholt wurde. Ersterer galt als der verständigere und zuverlässigere, Cabri dagegen als der lebhaftere und sprachgewandtere. Untereinander waren sie spinnefeind, und behaupteten jeweils vom anderen, dieser versuche ihn beim König anzuschwärzen und trachte ihm nach dem Leben.

»Auch hier«, merkt Krusenstern in seinem Expeditionsbericht dazu an, »äußert sich der angeborene Haß zwischen Engländern und Franzosen. Nicht genug, daß die Ruhe des ganzen gesitteten Teils der Welt durch sie gestört wird, auch die Bewohner der kaum entdeckten Inseln dieses Ozeans, müssen den Einfluß der hassenswerten Rivalität der beiden Nationen fühlen, ohne ihren Ursprung zu kennen. Wie traurig ist es nicht, daß selbst in dieser Entfernung; auf Inseln, deren Einwohner noch rohe Sitten haben und deren Lebensweise so grausam zerstörend ist; wo allein schon das Bedürfnis der Selbsterhaltung zwei gesittete Menschen, wenn selbst die halbe Welt zwischen ihren Geburtörtern läge, wie Brüder vereinen müßte; daß hier, sage ich, zwei Europäer sich hassen, und bis auf den Tod verfolgen müssen.«[32]

Die einzige Gemeinsamkeit zwischen den beiden einander feindlichen Europäern auf Nukaiva scheint gewesen zu sein, daß sie beide stark tätowiert waren. Krusenstern versuchte, wohl ohne Erfolg, zwischen Roberts und Cabri zu vermitteln; die Rivalität zwischen beiden griff sogar auf die Expeditionsmitglieder über, die sich bei widersprüchlichen Informationen nicht einig werden konnten, wem von beiden sie mehr Glauben schenken durften.[33]

Nach einem – allerdings sehr trockenen und dürftigen – *curriculum vitae,* daß Roberts 1811 aus unbekanntem Anlaß auf Drängen eines gewissen Monsieur Hare selbst verfaßte[34], war der Engländer 1797 auf eben der ›John Butterworth‹ in die Südsee gelangt, die auf ihrer Rückreise den Wilden Timotiti mit nach London nahm. »A la suite de diverses circonstances«, auf Grund verschiedener Umstände, wie sich Roberts etwas geheimnisvoll ausdrückte, wurde er Bewohner der Insel Santa-Christiana (Taouata), die er erst ein Jahr später zusammen mit einem Freund verlassen konnte; auf einer Doppelpiroge erreichten sie die etwa 35 Meilen entfernte Insel Nukaiva, wo es Roberts gelang, das Vertrauen des Königs zu erwerben und in die Leibgarde aufgenommen zu werden. Daß er aber ihr Anführer wurde, wie er behauptete, bestritt Cabri. – Aus Gründen, über die er sich nicht näher ausläßt, verließ Roberts die Insel zusammen mit seiner Frau Ena-o-ae-a-ta an Bord des britischen Handelsschiffes ›Lucy‹, das nach Port Jackson segelte. Das muß ungefähr 1805/1806 gewesen sein. Die nächsten Jahre lebte Roberts als Missionsgehilfe auf Tahiti, später wurde er Lotse des – aus dem Artikel des *Journals des Luxus und der Moden* bekannten – Kapitän Dalrymple, mit dem er, laut *curriculum vitae* 1808 sowohl in Neuseeland als auch in Pinang war, zwei Stationen der Leidensgeschichte des George Bruce. Nach dem Tod des Kapitäns sei er arbeitslos geworden und habe sich nach Kalkutta eingeschifft, wo er im Februar 1810 landete und wo er auch die kurze Lebensbeschreibung verfaßte, aus der hier berichtet wird. Ob Roberts je nach Europa zurückgekehrt ist, ist nicht überliefert. In Bengalen verliert sich seine Spur – in dem gleichen Bengalen, in dem zur gleichen Zeit ein stark tätowierter Europäer namens George Bruce mit seiner eingeborenen Frau auftauchte, der behauptete von einem gewissen Kapitän Dalrymple aus Neuseeland entführt worden zu sein, und der mit dieser herzergreifenden Geschichte das Mitleid aller dort stationierten Europäer erweckte.

Über das abenteuerliche Leben des Jean Baptiste Cabri (oder José, Joseph Cabris, Kabris, Kabrit) dagegen sind wir, wenn auch nur fragmentarisch, bis ans Ende unterrichtet: er sollte der erste in einer langen Reihe am ganzen Körper tätowierter Europäer werden, die sich auf Jahrmärkten gegen Eintrittsgeld zur Schau stellten und den Wilden mimten.

Cabri war um 1780, er wußte es wohl selbst nicht so genau, in Bordeaux geboren. Wie sein Rivale Roberts heuerte er fast noch als Kind auf einem englischen Walfänger an, der dann vor Nukaiva Schiffbruch erlitt. Cabri wurde von den Eingeborenen aufgenommen, deren Sprache und Gewohnheiten er vollständig übernahm. Er heiratete die Tochter eines niederen Häuptlings und selbstverständlich war er tätowiert; ohne Tätowierung wäre eine Integration undenkbar gewesen. Seine Muttersprache hatte er durch den langen Aufenthalt auf der Insel fast vollständig verlernt: »Me parler françois«, begrüßte er Langsdorff, der ihn »so sehr verwildert« fand, »daß zwischen ihm und den Eingeborenen, in Absicht der Sitten, seiner Lebens- und ich möchte sagen seiner Denkungsart sehr wenig Unterschied stattfand«.[35] Einen um so besseren Informanten gab Cabri deswegen ab, als Grenzgänger zwischen Europa und Südsee war er beides, Wilder und Zivilisierter.

Als die Krusensternsche Expedition am 18. Mai 1804 Nukaiva wieder verließ, war Cabri mit an Bord. Unerwartet starker Wind und hoher Wellengang verhinderten, daß man ihn, wie eigentlich geplant, in einem Boot zurück auf die Insel brachte. Sei es, daß alles wirklich nur Zufall war, sei es, daß Krusenstern seinem bevorzugten Informanten Roberts, der ihn mehrfach und inständig gebeten hatte[36], seinen Todfeind mitzunehmen und ihn auf einer einsamen Insel auszusetzen, den Gefallen tun wollte, sei es, daß Cabri selbst die glückselige Insel, Frau und Kinder verlassen wollte[37] – jedenfalls schien er sich, wie Langsdorff schrieb,

»bald in sein Schicksal zu finden, und war als Matrose ein brauchbarer, übrigens aber ein bösartiger Mensch, der zum Stehlen, Lügen und Trügen nicht wenig Anlagen und in der Ausführung dieser Künste nicht wenig Geschicklichkeit besaß.«[38]

Auf der weiteren Schiffsreise fand sich wohl Gelegenheit und Muße für das berühmte Porträt Cabris, das später eine der Vorlagen zu den hervorragenden Kupfern der Langsdorffschen Reisebeschreibung abgeben sollte. Der russische Zeichner Orlovsky stellte »unseren wilden Franzosen«, wie Krusenstern ihn mit Vorliebe nannte[39], in der klassischen Pose eines Schleuderers dar.
Während die Expedition weiter nach Japan fuhr, wurde Cabri in der russischen Niederlassung St. Peter und Paul auf Kamtschatka zurückgelassen, von wo aus er im Gefolge dreier anderer ehemaliger Expeditionsmitglieder auf dem Landweg zurück nach Europa reiste. Langsdorff berichtet:

»Das seltsame Schicksal dieses Menschen und die Neuheit seines tatuierten Körpers zog bald die Aufmerksamkeit vieler Personen auf sich. Er tanzte in Moskau und St. Petersburg nach Art der Wilden auf dem Theater und wurde von allen Großen des Reichs als Seltenheit betrachtet. Der Gedanke an die ehemals von ihm erlegten und für Schweine vertauschten, wahrscheinlich auch selbst verzehrten Menschen, erheiterte ihn auch jetzt noch, obgleich er sich nach und nach wieder an europäische Sitten gewöhnt hat. Seine Geschicklichkeit im Schwimmen, welche der der Nukahiwer wenig nachsteht, hat ihm eine Stelle bei dem See-Kadetten-Korps verschafft, wo er als Lehrer der Schwimmkunst angestellt ist. Die nukahiwische Sprache hat er unterdessen beinah ganz vergessen und in der französischen unglaublich schnelle Fortschritte gemacht. Die Geschichte seiner ehemaligen Vermählung mit einer königlichen Prinzessin auf Nukahiwa, und seiner Heldentaten auf dieser Insel wird jetzt von ihm mit so viel neuen, auf Europa angepaßten Ideen überhäuft, daß man, wenn er zu erzählen anfängt, einen zweiten Münchhausen zu hören glaubt. Er lebt gegenwärtig (i. e. 1811/1812, S. O.) in Cronstadt.«[40]

1817 kehrte Cabri über die Jahrmärkte Mitteleuropas tingelnd nach Frankreich zurück. Die Abbildung 10 zeigt ihn ungefähr zu dieser Zeit, inzwischen ganz nach den Vorstellungen seines Publikums von der Südsee zurecht gemacht: Die Kleidung – zugleich zivilisierter und exotischer als der einfache Tapaschurz der Marquesas-Inseln – besteht aus einem beinah bis zum Knie herabreichenden Unterröckchen, dem rings unten ein Rautenmuster aus Litze aufgenäht ist. Die halbmondförmige, wie mit Nägeln besetzte Scheibe, die Cabri nachlässig auf dem Bauch baumelt, soll den mit roten Kranzerbsen verzierten Ringkragen der Priester auf Nukaiva vorstellen. Die Tätowierung scheint (im Vergleich mit dem Orlovskyschen Stich) noch vervollständigt. Der Kopf des ›Wilden Franzosen‹ ist umwallt von einem Helmbusch aus Straußenfedern, auf den, so meint Karl von den Steinen, »ein Turnierpferd stolz sein könnte«.[41] Die Bildunterschrift lautet: »Joseph Kabris, Nativ de Bordeaux, vice-Roi et Grand Juge des Iles de Mendoça«. So wurde er Ludwig XVIII und Friedrich Wilhelm III vorgeführt und bildete eine Glanznummer des Cabinet des illusions in Paris. Die *Petite chronique de Paris* weiß folgendes aus dem Jahr 1818 zu berichten:

»In einem kleinen Theater, das auf dem Markt von Orléans errichtet worden war, hat sich eine gar possenhafte Szene abgespielt. Der Direktor hatte ein Schauspiel angekündigt, in dem Munito, der weise Hund, und der berühmte Tätowierte Joseph Kabris gemeinsam auftreten sollten. Im Zorn darüber, daß er mit einem Pudel zusammengebracht wurde, verwandelte jener das Theater in ein Schlachtfeld, und die Polizei von Orléans hat ihm, nachdem der Oberrichter von Nukahiva eine Nacht im Gefängnis zugebracht hatte, am nächsten Morgen bedeutet, die Stadt zu verlassen. Nach dieser Maßregel wäre Munito zum alleinigen Herrn der Schaubude aufgerückt, wenn nicht aus Paris die förmliche Nachricht eingetroffen wäre, der gelehrte Vierfüßer sei daselbst während einer Vorstellungspause im Jardin des Princes seinem wahren Besitzer entwendet worden. Das Tier wurde sogleich in einen Pfandstall verbracht, bis man ermittelt hat, wem es wirklich gehört.«[42]

Cabri soll 1822 ganz plötzlich in Valenciennes gestorben sein, wo er auch begraben wurde; nicht ohne Vorsorge getroffen zu haben, daß sein Körper nicht an das Museum von Douai gegeben würde, das ihn als wissenschaftliches Schaustück hatte präparieren wollen.[43]

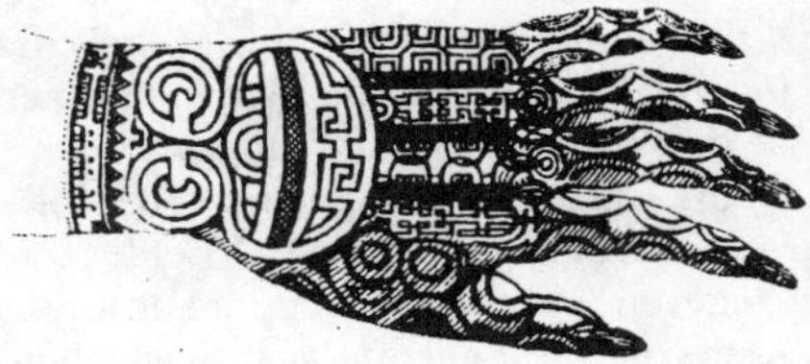

11. Die linke Hand der Königin Katanuaeh von Nukaiva, nach dem Leben gezeichnet von Langsdorff (1804)

Kapitel III
Renaissance

»Hier findet sich absolute Demokratie und die völlige Gleichheit der Natur. Dies ist ihre politische Verfassung, aber keine Spur zeigt sich von Gottesdienst.«
Neueste Weltkunde, 29. Juli 1798, über die Osterinsulaner.[1]

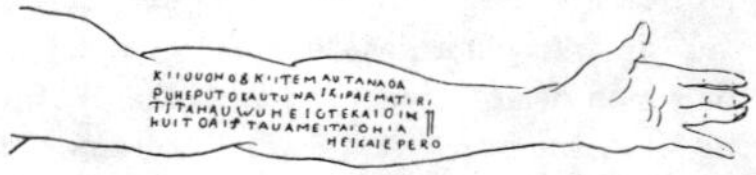

»Wahrlich, eine denkwürdige kleine Urkunde zu dem erbitterten Widerstand der tatauierten Heiden gegen die Bekehrer.«
Karl von den Steinen über die abgebildete Tätowierung eines Marquesaners.[2]

Der Impuls zur Wiederbelebung des europäischen Hautstichs kam aus der Südsee.
Bereits 1769, auf Cooks erster Reise in die Südsee, ließen sich einige Matrosen von den Eingeborenen zum Andenken an Tahiti tätowieren. Sidney Parkinson, ein Teilnehmer der Expedition, berichtet: »Mr. Stainsby, ich selbst und einige andere aus der Mannschaft, unterzogen sich der Operation und ließen sich die Arme markieren.«[3] »Herrn Stainsby«, so merkt der moderne Kommentator dieser Tagebuchnotiz an, »käme demnach die Ehre zu die lange und ehrenvolle Tradition der Seemannstätowierung inauguriert zu haben.«[4] Leider finden sich weder in diesem, noch in anderen Berichten genauere Hinweise dazu, welcher Art die Motive waren, die die Seeleute sich einstechen ließen. Cook beschreibt die Tätowierungsmuster der Tahitianer nur knapp; er spricht von »schlecht gezeichneten« (d. h. wohl stark stilisierten) menschlichen Figuren, Vögeln, Hunden, bei Frauen auch Z-förmigen Zeichen auf Fingern und Zehen.[5] Waren es solche traditionellen Muster, die die Seeleute sich eingravieren ließen? Wählten sie unter den Motiven, die sie auf der Haut der Eingeborenen sahen, diejenigen, denen sie am ehesten noch einen Sinn abgewinnen konnten, oder entwarfen sie gar selbst Motive nach eigenem Geschmack?
Die Bougainvilleschen und Cookschen Weltreisen bildeten lange Zeit das Tagesgespräch. So wie die Offiziere in den Salons, so bildeten die Angehörigen der Mannschaft in den Hafenkneipen den Mittelpunkt des allgemeinen Interesses. Das Abspulen ihres Seemannsgarns von den

›paradiesischen Inseln‹ begleiteten sie mit der Zurschaustellung der dort erworbenen Hautbilder, die ihre phantastischen Erzählungen belegen sollten. So zeigte sich z. B. bereits 1791 in London ein Matrose, der als Rückenbild einen großen Palmbaum eintätowiert trug, den er angeblich auf Tahiti erworben hatte. Nach seinem Vorbild haben sich, einer Zeitungsmeldung zufolge, tausende von Seeleuten und Hafenarbeitern einen Palmbaum einstechen lassen.[6]

Ganz offenbar stimulierten also die aus der Südsee mitgebrachten Tätowierungen und die sie begleitenden Berichte die Produktion von Hautstichen auch in Europa. Und daß (seit Cook) solche Nachahmungen, wo sie beobachtet wurden, sofort mit Tahiti in Verbindung gebracht wurden, auch wenn die Motive ganz augenscheinlich europäischer Herkunft waren, geht eindeutig aus einem Brief hervor, den die Herzogin Amalie von Weimar am 30. Juni 1789 aus Portici an Wieland sandte:

»Gestern noch sah ich bei dem Chevalier Hamilton in der Barca einen Matrosen, dessen Arme und Beine nach otahitischem Gebrauch tätowiert waren, und wie wir die Figuren untersuchten, waren es die Kreuzigung Christi, das englische Wappen, das heilige Sakrament – il capo di Policinello.«[7]

Wie stark die Tätowierung bereits Anfang des 19. Jahrhunderts verbreitet gewesen sein muß, läßt sich aus einer Untersuchung schließen, die 1852 im Berliner Invalidenhaus vorgenommen wurde. Unter den dortigen Veteranen fanden sich 36 Tätowierte, die ihre Hautstiche fast alle im ersten Viertel des 19. Jahrhunderts erworben hatten (der früheste datierte von 1798). Als Motive beliebt waren Jahreszahlen, Herzen mit Initialen, Zeichen der Waffengattungen, wie gekreuzte Schwerter, Kanonen, o. ä. Neben diesen reinen Emblemen tauchen, etwa ab 1814, auch (leider nicht näher beschriebene) bildliche Darstellungen auf; genannt werden z. B. ein »kleiner Soldat« oder »ein Gesicht«.[8]

Doch bereits während der Französischen Revolution muß es zu einem starken Anstieg der Tätowierungen gekommen sein. Zwar gibt es aus dieser Zeit nur einen Beleg, aber es wäre schon sehr merkwürdig, wenn gerade der Revolutionär, der es später bis zum Posten eines Königs gebracht hat, der einzige Tätowierte gewesen wäre: Bei der Obduktion Jean-Baptiste Bernadottes, 1764 als Sohn eines Rechtsanwaltes in den Pyrenäen geboren, 1804 von Napoleon zum Marschall ernannt, 1818 bis 1848 als Karl XIV. König von Schweden und Norwegen, fand man auf dem linken Oberarm eine Tätowierung, die der Tote Zeit seines Lebens peinlichst verborgen gehalten hatte; unter einer Jakobinermütze las man folgenden, in 7 Zeilen angeordneten Text: »J.B./26.1.1764/Liberté/Egalité/Fraternité/La mort au roi«, darunter ein Schädel mit gekreuzten Schenkelknochen, und – merkwürdigerweise – ein Hakenkreuz.[9]

Vier Arten von Motiven lassen sich aus diesen frühesten Belegen zur europäischen Tätowierung nach Cook unterscheiden:
a) Südseemotive, die die Seeleute mitbrachten;
b) religiöse Tätowierungen;
c) Zugehörigkeits-, Erinnerungs- und Identifikationszeichen – belegt durch die untersuchten Veteranen;
d) Zugehörigkeitszeichen in Form politischer Parteinahme (wie sie scheinbar erst mit der Französischen Revolution aufkamen).

Die europäischen Ethnologen Haberlandt & Haberlandt behaupten – ohne allerdings stichhaltige Beweise dafür zu erbringen –, daß die Sitte der Tätowierung seit dem Mittelalter auch in Europa beim fahrenden Volk, bei Schiffern, Bergknappen, Handwerkern, Söldnern und Landsknechten nie völlig ausgestorben sei.[10] Die Spärlichkeit der Belege macht es schwierig, den originär europäischen und den Südseeanteil an den seit Cook beobachteten Tätowierungen zu bestimmen. Sicher jedoch ist, daß der Hautstich seit der Entdeckung Tahitis einen ungeheuren Aufschwung nahm. Die Motive allerdings dürften nur in den seltensten Fällen, wahrscheinlich nur in den Hautbildern, die die Europäer bei erstem direkten Kontakt mit den Eingeborenen erwarben, wirklich tahitianischer Herkunft gewesen sein. Alle späteren und in Europa selbst ausgeführten Tätowierungen wandelten die traditionellen Muster ab oder ersetzten sie vollständig durch eine europäische Ikonographie.

Vielleicht könnte man angesichts dieser Renaissance des europäischen Hautstichs von einer *Interferenz* von *Südseetechnik* und *europäischer Bildvorstellung* sprechen, durch die sich im Laufe des 19. Jahrhunderts eine ganz neue und eigene Tradition der Tätowierung entwickelte. Denn daß es nicht einfach zu einer Wiederbelebung traditionellen europäischen Bildguts kam, zeigt ein Vergleich der Belege vor Cook mit denen nach ihm, und erst recht mit den vielfältigen und buntfarbigen Vorlagekartons der Berufstätowierer von heute.

Zwei Fragen ergeben sich direkt aus dieser These: 1. Warum kam es nach den Entdeckungsfahrten des 18. Jahrhunderts zu einer Wiederbelebung des verschütteten europäischen Hautstichs, und warum war es gerade die Südsee, die den Impuls dazu abgab? 2. Welcher Art sind die europäischen Bildvorstellungen, die durch diese Wiederbelebung bis heute tradiert werden?

Bougainville war, bevor er den Auftrag zur Weltumseglung bekam, vier Jahre lang Offizier der französischen Kolonialtruppen in Nordamerika gewesen. Durch den engen Kontakt mit den Indianern, die als militärische Bündnispartner gegen die Engländer verwendet wurden, war ihm die Sitte der Tätowierung wohl bekannt. Und um später den sonderbaren Hautschmuck zu beschreiben, der ihm an den Tahitianern auffiel, verglich er ihn mit dem der nordamerikanischen Indianer:

»So wie die europäischen Damen sich die Wangen rot anpinseln, streichen sich die Damen in Tahiti die Hüften und das Hinterteil ihres Leibes dunkelblau an. Das gehört zum Putze und ist gleichzeitig Zeichen dafür, daß sie vornehmer sind als andere. Die Männer tun ein gleiches. Die Farbe läßt sich nicht herunterbringen, vermutlich durchstechen sie die Haut und reiben den Saft bestimmter Kräuter hinein, wie ich es bei den Wilden in Kanada gesehen habe. Man muß bemerken, daß dieses Anmalen zu allen Zeiten üblich war bei den Völkern, die dem Naturzustande noch nahe waren. Als Caesar seine erste Landung in England tat, fand er dieselbe Gewohnheit sich anzustreichen: Omnes vero Britanni se vitro inficiunt, quod coeruleum efficit colorem.«[11] (Alle Britannier färben sich mit Waid, welcher eine blaue Farbe gibt, und sie sehen daher in der Schlacht umso greulicher aus.[12])

Bougainville lag neun Tage vor der bis dahin in Europa unbekannten Insel vor Anker; Cook, ein paar Jahre später, nicht viel länger. Beider Hinweise auf die Tätowierungen der Wilden waren äußerst spärlich. – Über die Sitten und Gebräuche der kanadischen Indianer dagegen lagen bereits umfängliche wissenschaftliche Untersuchungen vor.[13] Der Grund, warum es gerade die tahitianische Tätowierung war, die den Impuls zur Wiederbelebung des Hautstichs in Europa gab, kann also kaum der gewesen sein, daß durch sie etwa erst die Technik in Europa wieder bekannt geworden wäre – es war vielmehr die Bedeutung, die man der Südseeinsel und dem Hautschmuck ihrer Bewohner beimaß.

»Diese Insel schien mir so beschaffen«, schrieb Philibert Commerson, ein Begleiter Bougainvilles, in einem Brief an den Astronomen Lalande, »daß ich ihr schon den Namen Utopia beigelegt, den Thomas Morus seiner idealen Republik gegeben ... Der Name, den ich ihr bestimmte, kam einem Lande zu, vielleicht dem einzigen auf der Erde, wo Menschen ohne Laster, ohne Vorurteile, ohne inneren Zwist leben.«[14]

Commerson war nicht der einzige Schwärmer; ähnlich äußerte sich Cook. Und der nüchterne Bougainville, dessen veröffentlichter Reisebericht wohl der trockenste ist, der je geschrieben wurde, hatte Tahiti, dessen wirklicher Name ihm erst später durch Aoturu bekannt wurde, Neu-Kythera, die Insel der Liebesgöttin, genannt. Unter dem Datum der Abreise findet sich in seinem Schifftagebuch die folgende (nicht in die gedruckte Fassung seines Reiseberichts aufgenommene) Eintragung über Tahiti:

»Lebt wohl, glückliche und weise Menschen, bleibt immer so wie ihr seid. Immer werde ich mich mit Freuden an die wenigen Augenblicke erinnern, die ich unter euch zugebracht habe, und solange ich lebe, werde ich die glückliche Insel Kythera rühmen; sie ist das wahre Utopien.«[15]

Tahiti war wenn nicht die wichtigste geographische Entdeckung, so doch die wichtigste für die europäische Kultur- und Geistesgeschichte des ausgehenden 18. Jahrhunderts. Tahiti erschien den Europäern als der tatsächliche Garten Eden. Und die Kunde eines irdischen Paradieses, das existierte und das nicht mit dem Sündenfall auf immer für das Diesseits verloren war, wurde von der Mehrzahl der Spätaufklärer direkt in eine Kritik am absolutistischen Europa umgemünzt, indem sie versuchten, ein vorgebliches Leben im »Urzustande« gegen die »verderbten Sitten der Zivilisation« auszuspielen. Daß eine solche Kritik nur durch eine ganz auf Projektion beruhende Lektüre der euphorischen Reiseberichte zustande kommen konnte, die die Südsee verklärte und der gegenüber Diderot mit seinem *Nachtrag zu Bougainvilles Reise* oder auch Forster wesentlich differenziertere Positionen vertraten – darauf kommt es hier nicht an.[16] Der Mythos von der Südsee als irdischem Paradies hielt sich durch das ganze 19. Jahrhundert hindurch bis heute (zuletzt verkommen zu den Slogans der Touristikindustrie und den Produkten Hollywoods); er hielt sich, wenn auch nicht mehr als Folie für eine explizit politisch-gesellschaftliche Kritik, als eine Art Projektionsleinwand für unerfüllte Wünsche und Träume:

»Es geht uns alten Europäern übrigens mehr oder weniger allen herzlich schlecht«, meinte Goethe zu Eckermann, »unsere Zustände sind viel zu künstlich und kompliziert, unsere Nahrung und Lebensweise ohne die rechte Natur und unser geselliger Verkehr ohne eigentliche Liebe und Wohlwollen ... Man sollte oft wünschen, auf einer der Südseeinseln als sogenannter Wilder geboren worden zu sein, um nur einmal das menschliche Dasein, ohne falschen Beigeschmack durchaus rein zu genießen ...«[17]

Paul Gaugin flüchtete vor einer als dekadent verstandenen Zivilisation nach Polynesien. Zwar bekennt er in *Noa Noa:* »Der Traum, der mich nach Tahiti geführt, wurde durch die Tatsachen grausam verscheucht«[18], aber Traum und Mythos vom irdischen Paradies blieb die Südsee – auch wenn selbst der kleine Mann auf der Straße die Plakate der Reisebüros als Werbeklischees entlarvt hat.
Je verwaschener und unpolitischer die Utopie des irdischen Paradieses im Laufe des 19. Jahrhunderts wurde, desto mehr machte sich eine ›realistischere Sicht‹ auf die Südsee breit, die die Inseln vornehmlich als ausbeutbare Rohstoffquellen, militärische Stützpunkte und Prestigeobjekte der internationalen Politik begriff (Beispiel: Deutsch-Samoa). In der Sicht des Kolonialismus wurde aus dem »edlen Wilden« der Aufklärung das dunkelhäutige, tätowierte, armselige, renitente und

arbeitsscheue Gesindel. Nicht, daß damit das ›edle‹ aus dem phantasmagorischen Bild des Europäers vom Wilden ganz ausgeblendet worden wäre – vielmehr gewann das widerspruchsvolle Gegenbild des Bürgers so nur noch eine neue, zeitgemäße Komponente hinzu.

Der europäische Mythos von der Südsee als Paradies bezog seine Potenz aus einer Fiktion. Nicht als Fiktion, aber als Mythos kommt ihm Wahrheit zu. Denn es ist das alptraumhafte Bild Europas, das sich im traumhaften der Südsee entwirft. Wahr ist es deshalb, weil in es, anders als beim realistischen Abbild, Enttäuschung und Hoffnung eingehen. Der Mythos bezieht das Inventar seiner Bilder aus den Sedimenten geschichtlicher Erfahrung, wie der individuelle Traum das seine aus den Tagesresten. Das Konstruktionsprinzip beider ist der Wunsch, der seine Logik dem Mangel abgewinnt, um ein Bild der Fülle zu entwerfen. – Träume sind Schäume. Nicht in den flüchtigen Bildern selbst, aber in ihren Figurationen, Ornamenten und Leerstellen scheint Wahrheit auf; nicht als ewige, sondern als Einzulösende. Erkenntnis wird in glücklichen Augenblicken Wahrheit berühren, aber ohne sie in Lüge zu verkehren wird man sie nicht besitzen.

Sich tätowieren heißt: eine Aktie auf das irdische Paradies erwerben. Die Tätowierung unternimmt den verzweifelten Versuch der Wahrheit des Traums vom irdischen Paradies Dauer zu verleihen; nicht etwa in der Meinung, daß sich dadurch bereits der Traum bewahrheitete, sondern um nach dem Verlust des Paradieses nicht auch noch den Traum von ihm zu verlieren. Was sich in der Tätowierung dokumentiert, weil es sich nicht artikulieren kann, ist das legitime Anrecht, das gegen jede Beschwichtigung und jedes Vergessen immer wieder vorgebracht werden muß. »Meine Tätowierungen dauern über den Tod hinaus« liest man auf der Reklamekarte eines Stechers; und über den Tod hinaus soll das Anrecht behauptet werden. Eine Tätowierung läßt sich nicht rauben, noch abkaufen. Und es sind gerade die, die aus Erfahrung klug Gewordenen, die, die nichts mehr zu verlieren haben, weil man ihnen alles genommen hat, die sich tätowieren lassen.

Will man etwas über den Sinn der Tätowierungen erfahren, so muß man dem Haß nachspüren, mit dem der Bürger diese bunten Bilder auf der Haut verfolgt. Dieser Haß ist das giftige Zersetzungsprodukt einer Sehnsucht, die resignieren mußte.

Die Überlagerung, die Ineinssetzung von Garten Eden und Südsee zum Bild eines irdischen Paradieses läßt sich auch an der europäischen Tätowierung und ihren Motiven bis heute verfolgen.
Die Tätowierungsmuster der Nukaiver würden selbst einem guten Zeichner Mühe machen, »sie getreu darzustellen«, hatte Langsdorff schon 1805 vermutet, und in der Tat, Karl v. d. Steinen hat an den zeitgenössischen Illustrationen der Reiseberichte nachweisen können, wie wenig die Europäer in der Lage waren, die traditionellen Muster in ihrer ornamentalen Eigenart zu sehen, geschweige denn ihren Sinn richtig zu deuten.[19] In Unkenntnis der signifikanten Ikonographie der Muster unterschoben die Expeditionszeichner den unverstandenen Motiven einen neuen ›europäischen‹ Sinn, indem sie in das Unbekannte etwas Bekanntes hineinzusehen versuchten.[20] So wurden etwa aus den kompliziert aufgebauten Kreismustern, wie sie typisch für den Hautschmuck der Marquesaner waren, in den Kupferstichen einfache, sonnenartige Gebilde oder Spiralen, wie sie auch der europäischen Ornamentik und Vorstellungswelt geläufig waren. Wenn auch die Europäer die Technik der Tätowierung aus der Südsee übernahmen – die Muster, deren Sinn ihnen fremdbleiben mußte, konnten sie nicht übernehmen.
Möglich, daß die Palme, nach deren Vorbild sich angeblich Tausende von Seeleuten haben tätowieren lassen, tatsächlich ein original tahitianisches Motiv war, wie der sich in London zur Schau stellende Matrose behauptete (bedenkt man die wichtige Rolle, die dieser Baum im Leben und in der Mythologie der Eingeborenen spielt[21]), möglich aber auch, daß hier ein stark stilisiertes Ornament mit ursprünglich ganz anderer Bedeutung als Palme mißdeutet und später als solche kopiert wurde. – Dem Europäer stand und steht sie (man denke an die Reiseprospekte und die Ikonographie der »Inselwitze«) für »Südsee«. Gleichzeitig aber war sie ihm aus der Bibel bekannt; hier galt sie als Urbild, als Symbol des Friedens (als das sie noch heute die Sargwagen schmückt). Abgesehen davon, daß die Palme für die Geographie Tahitis typisch war, wurde die Insel so auch noch als die des Friedens annonciert.
Dem durchschnittlichen Engländer, der die Palme zum beliebtesten Tätowierungsmotiv des 19. Jahrhunderts erhob, dürfte es gleichgültig gewesen sein, daß die Palme der Bibel nicht die Kokos-, sondern die Dattelpalme war: Palme ist Palme. Ihr Bild jedenfalls schlug die Brücke zwischen Europa und Tahiti; in ihm erschien das Paradies in Gestalt der Südsee – und die Südsee in Gestalt des Paradieses.
Zur Palme gesellte sich bald die nackte Eva: Hulamädchen und abermaliges Symbol des Paradieses (den Adam stellte der Träger des

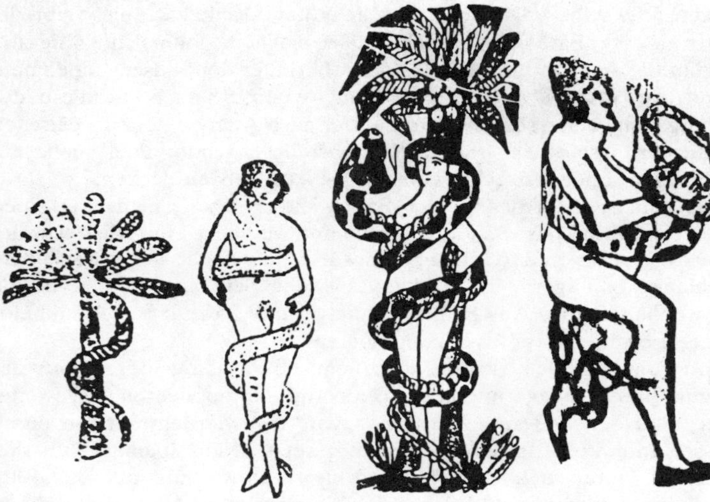

13. *Metamorphosen der Südseepalme*

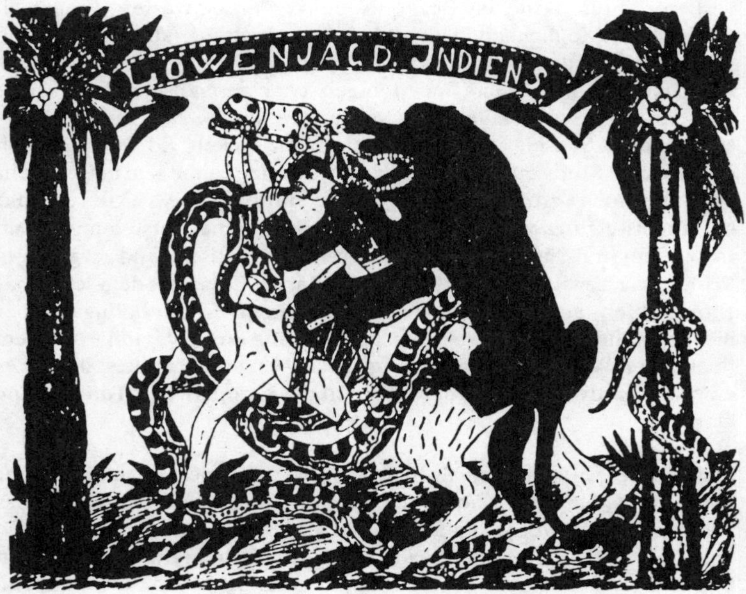

14. *»Löwenjagd Indiens«*

Hautbildes selbst). Die Schlange, die es auf T2ahiti zwar nicht gibt, die aber in keiner Paradiesszene fehlen darf, macht die Palme endgültig zum Baum der Erkenntnis, ohne ihr den Charakter der Südsee zu nehmen. Und: sie lädt das Motiv erotisch auf. »Wenn uns auch Paradiesbilder häufig begegnen«, schrieb Otto Lauffer nach Analyse der europäischen Tätowierungsmotivik, »so dürfen wir darin schon nicht mehr ein religiöses, sondern durchaus ein erotisches Motiv entdecken.«[22]
Die Schlange als Symbol der Falschheit eröffnet gleichzeitig einen anderen Motivkreis: Sünde, Untreue und weibliche Hinterlist. Aus der nackten Eva, von der Schlange umwunden, wird die leicht bekleidete Schlangenbändigerin im Zirkus; aus der Schlangenbändigerin die Löwenbändigerin. Aus Palme, Schlange und Löwe läßt sich mühelos eine »Löwenjagd Indiens« konstruieren.
Man sieht, nachdem sich das ursprüngliche Paradies-Südseemotiv der Palme durch Anlagerung neuer Bedeutungskomponenten ausgeweitet hat, sind der weiteren Produktion von Tätowierungsmotiven durch Assoziation keinerlei Grenzen mehr gesetzt. Adolf Spamer hat in den 1920er Jahren den Motivbestand der Tätowierung auf ca. 4000 Varietäten geschätzt und dabei nur die gängigsten Motive gerechnet. Heute werden es bereits wesentlich mehr sein; Motive veralten, verlieren ihren aktuellen Bezug. Neue werden entworfen. Prinzipiell dürften die Möglichkeiten der Motivkombination, -abwandlung und -neuschöpfung unendlich sein.[23]
Ein vielfältig in seinen Bedeutungen changierendes und in seiner Ikonographie buntschillerndes Motivgeflecht hat sich aus dem ursprünglichen Südsee- und Paradiesmotiv entwickelt. So wenig ähnlich das einzelne Motiv auch dem ursprünglichen der Palme sein mag, so sehr ist es ihm doch verpflichtet. Die gesamte europäische Motivik verdankt der Ineinssetzung von Paradies und Südsee seine Entstehung. Denn trotz allem sind Südsee und Paradies ja nicht identisch. Und gerade dem Widerspruch zwischen dem Traum vom Garten Eden und dem scheinbar zum Greifen nahen Südseeparadies, das diesen Traum beflügelt, aber nicht bewahrheitet, verdankt die Tätowierung ihre Dynamik. Aus dem unerfüllten Wunsch, dem nicht eingelösten Versprechen speist sich jedes einzelne Motiv so gut wie die Tradition der europäischen Tätowierung als ganze.

Daß mit der Tätowierung als Südseetätowierung nicht auch die Muster und Motive der Südsee übernommen wurden, zeigt ein vergleichender Blick. Vielmehr wurde die Südseetätowierung und die Bedeutung, die man ihr beimaß, in der Praxis mit europäischen Bildvorstellungen unterlegt und aufgefüllt. Diese europäischen Bildvorstellungen haben ihre eigene Tradition und kamen bereits im Hautstich vor Cook zur

Anwendung. Es war die Emblematik, in der die Tradition europäischer Bildvorstellungen, als sie auf die aus der Südsee importierte Tätowierung traf, eine ihrer vollendetsten Ausprägungen gefunden hatte. Und aus dem Arsenal der Emblematik bezog die europäisierte Südseetätowierung ihre Motive – nicht ohne sie allerdings entscheidend zu verwandeln.

Tätowierungsmotive sind keine Emblemata im strengen Sinne, wie sie das barocke Denken liebte; sie wuchern, was ihren Bedeutungsumfang betrifft, weit über diese hinaus, zum andern verflachen und verallgemeinern sie die Bedeutung im einzelnen. Ein Vergleich der Motive in Abb. 15 mit einem barocken Emblem (Abb. 16) zeigt das deutlich. Zwar werden die Bildelemente des Emblems, Schlange und Schwert, in den Tätowierungen wiederholt, selbst der Lorbeerkranz taucht, zur Ranke verwandelt, wieder auf, doch während im Emblem Pictura und Inscriptio durch ein vorwiegend intellektuelles Verfahren zu einer eindeutigen Bedeutung zusammengezwungen werden, die in der Subscriptio ihre Erläuterung finden muß, um verstehbar zu sein, werden in der Tätowierung die Bildelemente (und, falls vorhanden, auch die Inschrift) wesentlich vager zusammengebracht. Die Bedeutung changiert in einem bestimmten Bereich (im Fall der gewählten Beispiele ist dies »Rache«) und bleibt individuell interpretierbar. Das Verfahren der Bild- und Bedeutungskomposition in den Tätowierungen ist eher spielerisch als streng, eher naiv als gelehrt, oder, wenn man so will, eher emotionell als intellektuell.

Die Ähnlichkeit der Tätowierungsmotive mit den Produkten der Emblematik jedoch bleibt unübersehbar. Indem beide, Emblematik und Tätowierung, die disparatesten Fundstücke zu einem Bild zusammenzwingen, um immer neue Bedeutungen und Bedeutungsnuancen zu kreieren, sind sie eher von der Bedeutung der Fundstücke als von ihrer optischen Qualität her konstruiert. Der formalen Geschlossenheit des Tätowierungsmotivs im Ganzen, die der des Emblems ähnelt, und die trotz der Disparatheit seiner Teile erreicht wird (wobei zur Unterstützung das Motiv gelegentlich medaillonartig gerahmt wird), entspricht eine Geschlossenheit der Bedeutung, die zwar nicht so festgelegt wie im Emblem, sondern in bestimmten Grenzen changierend, aber keinesfalls beliebig ist. Nicht selten lassen sich an einzelnen Tätowierungsmotiven sogar noch Reste von Inscriptio und Pictura, manchmal sogar der Subscriptio, den formalen Elementen des Emblems entdecken. Und wie im Emblem die Bedeutung des Bildes dem Emblem äußerlich ist, so läßt sich auch beim Tätowierungsmotiv die Bedeutung nicht direkt aus dem Dargestellten entnehmen, sondern es bedarf (wie das Emblem der Subscriptio) der Erläuterung und Erklärung. Die Bedeutungen mögen allgemein und traditionell gewußt sein oder nicht, in jedem Fall lassen

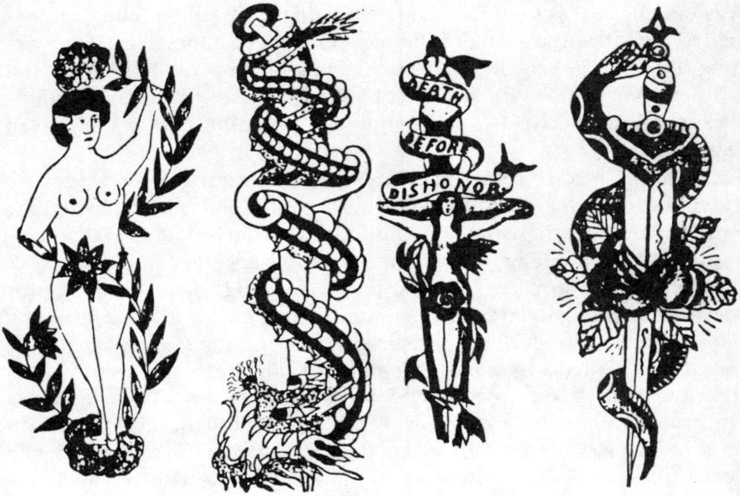

15. Metamorphosen der Schlange

sie sich beim Tätowierer, dessen Vorlagealben nicht zufällig den barocken Emblemenbüchern auf den ersten Blick gleichen, erfragen. In manchen Motiven ist das Dargestellte stärker noch als im Emblem auf die Bedeutung hin zugespitzt, wobei jedes Detail bedeutungstragend ist: Zwei verschlungene Hände z. B. signalisieren »Freundschaft« – zwei verschlungene Hände mit aufgehender Sonne dahinter aber bedeuten ›Ewige Liebe‹. Andere Motive wiederum gehen weit über eine derartig emblematisch zugespitzte Bedeutung hinaus, wenn sie, wie in Abb. 14 ganze Szenen entwerfen und Geschichten erzählen. Das weite Spektrum der Tätowierungsmotive im ganzen läßt sich kaum auf die Emblematik reduzieren, so daß man statt von einer bruchlosen Übernahme der Emblematik in die Tätowierung von einer Beibehaltung emblemati-

HIS DVCIBVS. *Inscriptio*

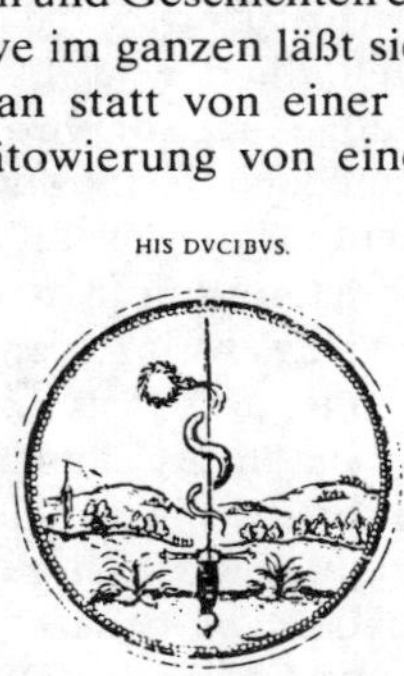

Pictura

Serpentis ritu prudens, severus at idem
Fer gladium, et celebris laurea serta geres. *Subscriptio*

16. Zum Vergleich: ein barockes Emblem

scher Strukturen im formalen Aufbau der Motive sprechen sollte, über denen sich allerdings eine wildwuchernde Phantasie austobt, die die Tendenz hat, diese emblematischen Strukturen zu zersetzen.
Der Kontakt mit der Südsee bewirkte nicht nur eine Renaissance des Hautstichs in Europa, er veränderte auch die Südseetätowierung. In dem Maße, in dem das ursprüngliche Geflecht der Kultur durch das Eindringen von Europäern zerstört wurde, lösten sich auch die Tätowierungsmotive auf, wurden buchstäblich zersetzt, um zuletzt ganz zu verschwinden – ein Indiz dafür, wie zentral und konstitutiv die Tätowierung im Bedeutungsgefüge dieser Gesellschaften vorher gewesen war.
Als Karl von den Steinen Ende des 19. Jahrhunderts auf die Marquesas-Inseln kam, um dort die Ornamentik der Gerätschaften und die Tätowierung zu studieren, mußte er feststellen, daß er 50 Jahre zu spät gekommen war. Der Auflösungsprozeß hatte noch früher eingesetzt. Er wurde einerseits durch die Übernahme europäischer Bildvorstellungen bewirkt, die nach und nach die traditionelle Ornamentik überwucherte – zum anderen durch die massiven Unterdrückungsmaßnahmen der Missionare, die instinktiv begriffen, daß die Tätowierungen zentrale Widerstandsreservoirs gegen Zivilisierung und Christianisierung bildeten.
Als um 1790 das erste Pferd auf die Gesellschaftsinseln geschafft wurde, begannen die Leute auf Huahine sofort, sich ein Bild von ihm auf die Beine zu tätowieren[24]; 1825 bemerkte Captain Beechy bei zahlreichen Osterinsulanern Schweine auf Brust und Armen tätowiert, die sie, da es auf ihrer Insel außer Ratten keine Vierfüßler gibt, nur durch Besuche auf europäischen Schiffen kennen konnten.[25] Die Hawaianer schmückten sich mit englischen Buchstaben und Sätzen, deren Sinn ihnen angeblich völlig unverständlich war; ähnliches wird von Neuseeländerinnen berichtet. Einem ›Premierminister‹ der Königin Pomare auf Tahiti tätowierten französische Matrosen »eine Windrose auf einen Körperteil, der ihnen aus verschiedenen Gründen hierzu besonders geeignet schien«[26]. Später im 19. Jahrhundert sollen die Bella Kula Bilder von Dampfbooten auf ihren Armen getragen haben.[27]
An der starken Durchsetzung der traditionellen Motivik mit europäischem Bildgut waren besonders die Matrosen, die mit der Kolonialisierung auch immer häufiger auf den Südseeinseln landeten, Schuld; einerseits wollten sie als Souvenir ein »originales Südseemotiv« erwerben, das, andererseits, »auch wirklich nach Südsee aussah«. Die eingeborenen Tätowierer wußten sich in diesem Dilemma einzurichten, indem sie neue »originale Südseemotive« für den europäischen Geschmack entwarfen und in ihren Vorlagealben vorrätig hielten. Als Friedrich Gerstäcker z.B. 1851 Taitaou, den besten Tätowierer von

Tahiti aufsuchte, »um sich die alten heidnischen Zeichen in die Haut graben« zu lassen, wurde ihm zunächst ein für die Auswahl von Matrosen bestimmtes Musterbuch vorgelegt, das er allerdings dankend ablehnte, worauf es von Taitaou mit Vergnügen in die hinterste Ecke seiner Hütte geworfen wurde.[28]
Den Aufnahmen einer vor ein paar Jahren erschienenen Fotoreportage über Micronesien kann man entnehmen, daß sehr wohl auch heute noch zahlreiche Eingeborene unter den Hafen- und Plantagenarbeitern tätowiert sind – allerdings nicht mehr mit den alten Mustern, sondern nach europäischen, bzw. amerikanischen Motiven.[29]

»Heute«, schrieb Wilhelm Joest 1887, »ist die Sitte in der ganzen Südsee am Aussterben: in Polynesien zumal in Folge des Eifers der amerikanischen Missionare, die überhaupt gar nicht genug Gesetze aufstellen konnten, um so viele Übertreter derselben wie möglich zu bestrafen, d. h. zu Frohndiensten für die Mission heranziehen zu können.«[30] Während die katholischen Missionare in dieser Beziehung wesentlich duldsamer waren und ihren Schäfchen durchaus einen Christus am Kreuz als Unterarmschmuck gestatteten, wurden die Tätowierungen von den puritanischeren (d. h. praktischeren) Protestanten – neben dem Tabakrauchen – besonders eifrig verfolgt. In seinen *Polynesian Researches* gibt Ellis den vollen Wortlaut eines »Code of Laws« wieder, der 1823 von der Missionsdruckerei auf Huahine publiziert wurde, weil dieser, wie er meint, ein wichtiges historisches Dokument in der Geschichte eines Volkes sei, das noch wenige Jahre zuvor aus ›unwissenden Heiden und gesetzlosen Wilden‹ bestanden hätte. Unter Paragraph 27, die Tätowierung betreffend, heißt es:

»Niemand soll fürderhin sich mit *Tatau* zeichnen, denn das soll gänzlich aufhören. Es gehört zu den alten, bösen Sitten. Der Mann oder die Frau, die sich (neu) tätowieren, sollen – wenn es eindeutig bewiesen ist – verurteilt und bestraft werden. Die Strafe für den Mann soll dies sein: er soll ein Stück Weg von 10 Klafter Länge bauen, wenn es das erste Mal ist, oder 20 Klafter Länge beim zweiten Mal; oder er soll Steine setzen vier Klafter lang und zwei breit ... (Es folgen ähnlich detaillierte Strafvorschriften für Frauen.) ... Der Mann und die Frau, die fortfahren, sich zu tätowieren, viermal oder fünfmal, denen sollen die Figuren und Ornamente zerstört werden, indem man sie gänzlich schwärzt, und die Individuen sollen wie oben bestraft werden.«[31]

Einem Bericht des *Globus* zufolge, sollen »40% der Geldstrafen«, die später dann wegen Tätowierungs- oder anderer Sittlichkeitsdelikte verhängt wurden, »in die Taschen der Missionare« geflossen sein.[32] Es wird dies nicht das letzte Mal in der Geschichte der Tätowierung sein, daß man versucht hat, den Hautstich direkt in nützliche Arbeit zu verwandeln bzw. Tätowierungen als Panzer gegen die ›Vernützlichung‹ zu wenden.

Sehr merkwürdige Tätowierungsmuster fand Karl von den Steinen auf Nukahiwa; was sich zunächst als reine Zierornamente darstellte, entpuppte sich bei eingehender Untersuchung als europäische Druckbuchstaben, die zur Zierschrift verfremdet und zudem spiegelverkehrt eintätowiert waren. Diese Schrift ließ sich – wenn auch unter Schwierigkeiten – sogar lesen. In nukahiwischer Sprache, aber europäischer Schrift, und bis zur Unleserlichkeit verschlüsselt, hatte sich dieser Eingeborene seinen Protest gegen Zivilisierung und Christianisierung in die Haut gegraben, in Form einer »leidenschaftlichen Kampfansage gegen den fremden Gott«.[33] »Wahrlich, eine denkwürdige kleine Urkunde zu dem erbitterten Widerstand der tatauierten Heiden gegen die Bekehrer.«[34] (Vgl. Abb. 12, S. 44).

Ein direkteres, ideologisch unverbrämtes Verhältnis zu den Tätowierungen der Eingeborenen hatten die Europäer in Neuseeland, wo man den Hautstich zwischenzeitlich verbieten mußte, um die Maori vor der Ausrottung zu bewahren: die kunstvoll tätowierten Köpfe waren zu beliebten Reisetrophäen geworden, ein Stück präparierte Haut dämpfte geschmackvoll den allzu grellen Schein der Öllampe. »Ein Nachbar von mir«, schrieb der Maler Earle in seinem Buch *A narrative of a nine month's residence in New Zealand in 1827,* »tötete vor kurzem einen Häuptling, den Aranghie (zu dieser Zeit der berühmteste neuseeländische Tätowierer, S. O.) verziert hatte, und war von des Künstlers Arbeit so angetan, daß er des Häuptlings Schenkel häutete, um seine Patronentasche damit zu beziehen.«[35]

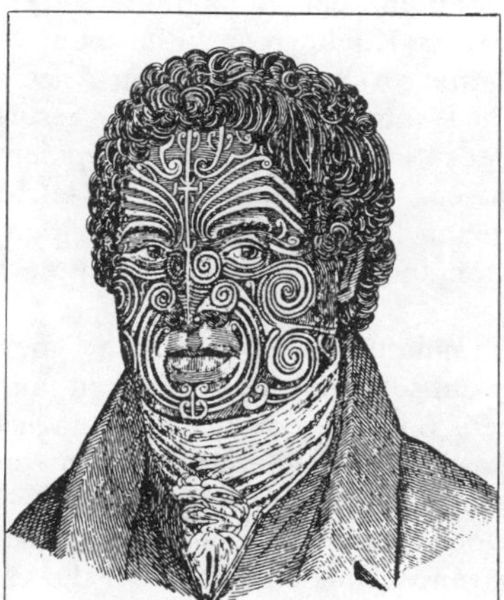

17. Der Maori Tupai auf »Staatsbesuch« in England (um 1830)

Kapitel IV
Diskurse

»Wohl aber läßt sich sagen, daß im allgemeinen Tatauierung auf einen niederen Kulturstand schließen läßt, nicht gerade ein Zeichen fortgeschrittener Zivilisation darstellt und für keinen besonders hohen Intelligenzgrad spricht.«

E. Riecke, *Das Tatauierungswesen im heutigen Europa*[1]

»Die Metallspäne haben auf die nackte Brust des Fräsers eine Tätowierung geritzt ... Wenn ein Span auf der Haut kleben bleibt, tut das verdammt weh, er geht nicht mehr runter, das Fleisch wird richtig verschmort ...«

T. di Ciaula, *Der Fabrikaffe und die Bäume. Wut, Erinnerungen und Träume eines apulischen Bauern, der unter die Arbeiter fiel*[2]

In der zweiten Hälfte des 19. Jahrhunderts – etwa bis zum Ersten Weltkrieg – erlebte die Tätowierung in Europa eine kaum vorstellbare Blüte. Die Nachfrage nach Hautstichen war so groß, daß sich erste Berufstätowierer mit Musterkartons und elektrischen Tätowierapparaten niederlassen konnten, denen eine unübersehbare Menge von Gelegenheitstätowierern Konkurrenz zu machen versuchte. So wurde z. B. 1886 in der *Berliner Nationalzeitung* per Anzeige unter dem Titel »Wer tätowiert« ein Hautverzierungskünstler gesucht.[3] Und Virchow schrieb 1897: »Gelegentlich entsteht eine Art epidemischer Manie, sich so ›verzieren‹ zu lassen. Wir haben es noch in letzter Zeit erlebt, daß im Passage-Panopticum feine Damen sich vor den Tischen birmanischer Tättowirer drängten, um sich Zeichen in die Haut einstoßen zu lassen.«[4]

»Wer sich die Mühe nimmt, darauf zu achten«, meinte Wilhelm Joest 1887, »wird überrascht sein über die Häufigkeit, mit der ihm Tätowierung in öffentlichen Bädern, oder auch tagtäglich auf der Straße entgegentritt.«[5] Genaue Zahlen aber über absolute und schichtenspezifische Verbreitung der Tätowierung in Europa sind – bis heute übrigens – nicht zu haben. Doch glaubt man den zeitgenössischen Berichten und ersten Untersuchungen, so müssen bis zu 20% der Gesamtbevölkerung tätowiert gewesen sein, und zwar vornehmlich Angehörige der unteren und untersten Schichten. Zu diesen Schichten zählten vornehmlich die Seeleute und Hafenarbeiter (angeblich in »überwiegend großer

Zahl«[6]), die Soldaten, die sich »namentlich vor einem Feldzuge, am Vorderarm ihren Namen, Geburtsort und die betreffende Jahreszahl blau tätowiren lassen«[7], und dann die Nichtseßhaften. Gemeint sind damit nicht die Zigeuner, die sich traditionsgemäß niemals tätowieren lassen, auch nicht die echten Landstreicher, die es aus Furcht vor den Behörden selten taten, sondern die damals zahlenmäßig starke Gruppe der wandernden Handwerksburschen, Hausierer, Erntearbeiter, Marktfahrer und Jahrmarktsleute; auch unter Fabrikarbeitern war der Hautstich weit verbreitet.
Angeblich die »breite bürgerliche Mittelschicht überspringend«[8] griff die »Tätowierungswut« (von einer solchen sprach man damals) dann auch auf hohe und höchste Kreise über. Angehörige männlichen wie weiblichen Geschlechts nahezu aller europäischen Fürstenhäuser (inklusive des deutschen Kaiserhauses) waren tätowiert[9]. Das ist durch die damalige Regenbogenpresse recht gut belegt: Der König von Griechenland, Prinzessin Waldemar von Dänemark, Prinz Heinrich von Preußen, Kronprinz Rudolf von Österreich, Erzherzog Franz Ferdinand, Erzherzogin Anna, sowie die meisten Mitglieder des englischen Königshauses.[10] Dazu kommt eine große Zahl vornehmlich amerikanischer und englischer Exzentriks, die sich allerlei Kurioses (wie ihre Testamente oder das Verzeichnis ihres Weinkellers) in die Haut einstechen ließen, worüber die Boulevardpresse dann natürlich ausführlichst berichtete. »So interessant manche dieser Gesellschaftstätowierungen kulturgeschichtlich und psychologisch auch sein mögen, so spielen sie doch zahlenmäßig keine Rolle gegenüber der Volkstätowierung«, schrieb Adolf Spamer 1934.[11]

1. Verfolgung

Theoretisch war mit der Einführung des Wortes ›tatau‹ in die europäischen Sprachen der Diskurs über die Tätowierung eröffnet; nach Vorgabe des Begriffs konnte das Phänomen dem beobachtenden Blick des Wissenschaftlers nicht mehr entgehen. Praktisch allerdings ließ sich dieser Diskurs vorerst recht langsam an, und zunächst waren es ausschließlich die Hautbilder der Wilden, die ihrer Fremdheit und rätselhaften Exotik wegen in den Blick gerieten. Zwar fehlten zunächst auch hier noch eingehendere Untersuchungen oder gar Monographien, aber die Erwähnungen und Beschreibungen werden mit dem Anbruch des 19. Jahrhunderts immer häufiger; kaum ein Reise- oder Expeditionsbericht verzichtet von nun an auf sie.[12]
Die europäische Tätowierung dagegen entging dem beobachtenden Blick, der immer noch auf das Fremde und Exotische an den Grenzen

der Welt starrte, fast vollständig. Die Binnenexotik war noch nicht entdeckt; die Volkskunde als Wissenschaft gelangt erst im ersten Viertel des 20. Jahrhunderts zur Blüte. So sind Hinweise auf europäische Tätowierungen in der zeitgenössischen Literatur äußerst spärlich. Wo die Hautbilder dennoch bemerkt wurden, geschah das nur, wie im Fall der Herzogin Amalie von Weimar, unter den Bedingungen der Reise, die den Blick für das Ungewöhnliche schärft, weil sie aufs Fremde aus ist. Wo die Tätowierung in Europa bemerkt wurde, wurde sie nicht als europäische, sondern als tahitianische bemerkt, die nur kurioserweise in eine ihr fremde Welt versetzt war.

Doch mit der stetigeren Verbreitung konnte die europäische Tätowierung als *europäische* nicht verborgen bleiben. Etwa seit der Mitte des 19. Jahrhunderts setzt das Interesse an ihr plötzlich und überraschend ein. In schneller Folge erscheinen immer mehr Aufsätze zu diesem Thema; dann auch erste Standardwerke: Berchon, *Histoire médicale du tatouage* (1869); Wuttke, *Die Aetzschrift* (1872)[13]; Lacassagne, *Les Tatouages* (1881); Joest, *Tätowiren, Narbenzeichnen und Körperbemalen* (1887). Bis dahin wurde das Bild auf der Haut nur am fremden Körper des Wilden, d. h. an den Grenzen des bürgerlichen Gesichtskreises wahrgenommen. Plötzlich aber tat sich mitten durch die heile, gesittete Welt des Europäers eine neue, bedrohliche Grenze auf, an der die Tätowierung ebenfalls aufschien. Diese Grenze, die nicht mehr als die der Zivilisation begriffen werden konnte, wurde sofort als die zur Kriminalität definiert. Es war ein aufsehenerregendes Verbrechen, das das Interesse aufschreckte und den Blick auf die europäische Tätowierung lenkte.

Der Bericht über den »Mordfall Schall« ist nicht nur die erste größere Studie zur europäischen, sondern zur Tätowierung überhaupt. Deshalb und weil er Methoden und Perspektiven der schier endlosen Reihe sich an ihn anschließender, ähnlicher Untersuchungen bestimmte, sei er hier ausführlich referiert.

Am 10. September 1849 wurde in einem Röhricht an der Spree in der Nähe Berlins die beraubte und spärlich bekleidete Leiche eines Mannes gefunden, der der Kopf durch einen glatten Schnitt zwischen erstem und zweiten Halswirbel – also fachmännisch – vom Rumpf getrennt worden war. Später fand sich auch der zugehörige Kopf, der augenscheinlich in die nahe Spree hatte geworfen werden sollen, was allein dadurch verhindert wurde, daß ein breiter und tiefer Morast den Zugang zum Wasser unmöglich machte. Der Schädel, an dem sich die Todesursache – ein Doppelschuß aus einer Jagdflinte – ausmachen ließ, wies »eine völlige Zermalmung aller Kopfknochen (auf), so daß der Kopf platt zusammenfiel, wenn man ihn aufhob und wieder hinlegte«.[14] Das Gesicht war durch mehrere Messerschnitte unkenntlich gemacht worden: »Offenbar«, heißt es 1852 in einem Bericht der eben erst gegründeten *Vierteljahresschrift für gerichtliche und öffentliche Medicin*, »hatte der (oder die??) Mörder den Kopf so entstellt und zerstört, um die Tat zu verdunkeln und die Feststellung der Identität des Ermordeten zu erschweren, was ihm auch vollkommen gelang.«[15] Die Ermittlungen, die mit großem Ernst und Aufgebot geführt wurden, gerieten mehr und mehr zu einer Komödie mit höchst grotesken Episoden. Eine davon war das Verwirrspiel zwischen Opfer und Täter:

»Mehrere Gründe schienen weiterer Entwicklung der Sache dafür zu sprechen, daß ein gefährlicher, bereits steckbrieflich verfolgter Verbrecher, ein Viehhändler, Gottlieb Ebermann, der *Mörder* des unbekannten Individuums gewesen, und es hatte sich nunmehr die Tätigkeit des Untersuchungsrichters auf die Verfolgung des Mörders E. zu richten, auf dessen Habhaftwerdung öffentlich ein Preis ausgesetzt war. Dieser Verdacht bestätigte sich indes so wenig, daß vielmehr, nach Anhäufung aller Indizien ... die höchste Wahrscheinlichkeit dafür entstand, daß dieser Ebermann der – *Ermordete* sei! Gewiß ein unerhörter Fall in den Annalen der Kriminalpraxis!«[16]

Statt dessen wurde nach langem Fahnden der Täter »in der Person des ehemaligen Postillon Schall«, eines, (wie auch das Opfer) »berüchtigten *Wilddiebes* und höchst gefährlichen Wegelagerers« ermittelt, der endlich auch, trotz heftigen Leugnens, und obwohl die Zweifel an der Identität des Toten mit der Person des Ebermann bis zum Schluß erheblich blieben und nicht ausgeräumt werden konnten, »unter größtem Aufwand von Scharfsinn seitens des Gerichtspräsidenten, des Staatsanwaltes, wie endlich auch des Verteidigers«[17], nachdem die Geschworenen sämtlich auf ›schuldig‹ erkannten, zum Tode durch Enthauptung verurteilt wurde.

Die Ermittlungen in diesem Mordfall, der sowohl durch seine kuriosen Begleitumstände als auch durch die ausgesetzte hohe Belohnung Sensation in der Öffentlichkeit machte, erregte besonders unter den Gerichtsmedizinern das größte Interesse. Der mehrfach exhumierte und obduzierte Tote wies keinerlei besondere Kennzeichen auf, während dagegen die diversen Geliebten des Ebermann, als den man die Leiche letztlich identifizieren zu können meinte, übereinstimmend aussagten, er habe am linken Unterarm ein *rot tätowiertes Herz* mit seinen Initialen gehabt. Dies wiederum wollte die dem Ebermann jüngst angetraute Ehefrau aber niemals bemerkt haben.

So wurde zur Kernfrage des Prozesses: »Können Tätowierungen mit der Zeit so verblassen oder ganz verschwinden, daß sie selbst nach eingehender ärztlicher Untersuchung nicht mehr wahrgenommen werden können?«

»Alle Lehrbücher der gerichtlichen Medizin«, schreibt der mit dem Gutachten beauftragte Johann Ludwig Casper, »alle Sammelwerke schweigen, wie zum Problem der Tätowierung überhaupt ..., trotzdem entschloß sich das Gericht – auf die bloße Annahme es sei so – den Postillon Schall zum Tode zu verurteilen.«[18]

Durch empirisch-statistische Untersuchungen wurde im Nachhinein festgestellt, daß, insbesondere mit Zinnober oder nicht genügend tief ausgeführte Tätowierungen mit der Zeit tatsächlich verschwinden können. Und Virchow erbrachte den histologischen Beweis, daß allerdings auch in diesem Falle die Tatsache der Tätowierung, (wenn auch nicht ihr Muster) immer nachzuweisen ist: in den nächstgelegenen Lymphgefäßen erhalten sich Farbpartikelchen.
Damit hätte die Sache nun eigentlich ihr Bewenden haben können. Aber das einmal geweckte Interesse schlug um in berufsmäßiges Mißtrauen. Das Auftauchen der Tätowierung, die Hautbilder selbst, die Motive, die ihre Träger zum Erwerb veranlaßt hatten, all das stellte sich plötzlich als ein äußerst komplexes und schwer deutbares Phänomen dar, das nicht einfach rational zu erklären war und daher zu den absonderlichsten Spekulationen Anlaß gab. Was das Problem so schwierig machte, war, daß die Tätowierung jetzt nicht mehr am Wilden, am Fremden beobachtet wurde (wo sie zumindest als Phänomen zu akzeptieren war), sondern am Europäer, am Eigenen, am vertraut geglaubten Menschen. – Auf der anderen Seite aber war die Tätowierung immer noch nichts weniger als vertraut. Die, die den Diskurs führten, waren durchweg *nicht* tätowiert und verspürten auch keinerlei Bedürfnis sich auf derart kannibalische Weise zu verzieren[19], während die, die tätowiert waren, entweder nicht willens oder nicht in der Lage waren, über ihre Tätowierungen Auskunft zu geben. – Dies übrigens eine Faustregel bis heute: Tätowierte schreiben keine Bücher, und die, die Bücher über Tätowierungen schreiben, sind nicht tätowiert. – Auf die Frage z. B. warum man sich habe tätowieren lassen, kamen ausschließlich stereotype Antworten wie: »Aus jugendlichem Leichtsinn«, »Im Suff«, »Meine Kameraden haben mich dazu überredet«, »Es ist so Sitte«, »Aus Langeweile« – Aussagen, denen wenig »Sinn« zu unterstellen und auf die schon gar keine Theorie der Tätowierung sich hätte gründen lassen.
Das Fremde im Eigenen; es mußte mehr dahinterstecken, so argwöhnte man – hinter den Tätowierungen. Instinktiv begriffen die zuerst auf sie aufmerksam werdenden Polizeibehörden und Gerichtsmediziner die Praxis der Tätowierung als Revolte, als Bedrohung und Unterminierung bürgerlicher Werte. Man begann Aufruhr, Perversion und Verbrechen zu wittern: Mit der Entdeckung der europäischen Tätowierung im Prozeß Schall hat der von nun an eröffnete Diskurs darüber nicht mehr den Dunstkreis des Forensischen verlassen.[20] Eine schier unübersehbare Fülle von kriminologischen, medizinischen, kriminalanthropologischen Arbeiten, die bis zum heutigen Tag datieren, ist seitdem erschienen.[21] Selbst die spärlichen Untersuchungen der Volkskunde sind offen oder versteckt von kriminalanthropologischen Fragestellun-

gen geleitet.[22] Es begann eine Hetzkampagne, mit der man die bunten Bilder auf der Haut zu diffamieren und ihre Träger zu kriminalisieren versuchte, die ihren Höhepunkt in den Thesen Cesare Lombrosos und seiner Schule fand. 1876 erschien in erster, später mehrfach erweiterter Fassung Lombrosos epochemachendes und rasch in alle europäischen Sprachen übersetztes kriminalanthropologisches Werk *L'Uomo delinquente*[23], dessen Hauptthese etwa die ist, daß der Verbrecher einen besonderen anthropologischen Typus darstelle und daß zwischen seinen körperlichen und moralischen Defekten ein kausaler Zusammenhang bestehe. Für Lombroso war es ausgemacht, daß der Verbrecher an einer Krankheit leide, die er im Gegensatz zum »geistigen Irresein« (= verrückt) als »moralisches Irresein« (= kriminell) bezeichnete, und die, wie er zu beobachten meinte, immer mit einer Häufung körperlicher Eigenarten, Anomalien im Körperbau, wie Henkelohren, fliehende Stirn, schiefe Zähne etc. zusammenging. Seine wirkungsvollste These aber war die, daß der »geborene Verbrecher« ein *Atavismus* sei, ein Rückschlag ins Primitive von der längst erreichten Stufe des zivilisierten europäischen Kulturmenschen (auf den nach bürgerlichem Fortschrittsglauben die Entwicklung so notwendig wie wünschenswert hinauslaufen müsse). Daher sei der Kriminelle an nichts so sehr erkennbar, wie daran, daß er *tätowiert* sei.

»Das Tätowieren ist eine der auffälligsten Erscheinungen beim Menschen im rohen, im Urzustande, bei dem sogen. Wilden, vor Allem in bezug auf die Bereitwilligkeit, mit der er dieser schmerzhaften Operation sich unterwirft. Bezeichnend ist schon, daß der Name dafür einer ozeanischen Sprache entlehnt ist.«[24]

Es gibt mehr Beispiele dafür, daß im bürgerlichen Blick die Bilder des Wilden und des Kriminellen einander überblenden; der Begriff des »Großstadt-Apachen«, wie er gerade um die Zeit in Paris als Bezeichnung für den kleinen Kriminellen und zwielichtigen Bohemien aufkommt, oder das Wort »Asphalt-Dschungel« wären solche. Dem Verbrecher und dem Wilden sind gemeinsam: a) die Tätowierung; b) das »moralische Irresein«, sprich das Fehlen internalisierter Moralkodizes bürgerlicher Machart, die Immunität gegenüber ideologischen Versprechungen oder Sanktionen, mit denen Wohlverhalten, Vaterlandsliebe, Pflichtbewußtsein, Bescheidenheit, Sauberkeit und Fleiß installiert werden können; c) die »Abneigung« gegenüber geregelter Arbeit. »Anständige Menschen« sind »nutzbar« (wie Lombroso es formuliert) – Wilde und Kriminelle sind es nicht. Sie müssen es werden.
Lombroso denkt, nicht nur was die Entwicklung, sondern auch was den Wert des Menschen angeht, hierarchisch. An der Spitze der Menschheit steht der zivilisierte Bürger, jeder für sich, mit weißer Haut, weißem Kragen und weißer Weste, auf der untersten Stufe der gedachten

Pyramide stehen die Farbigen (!), die Wilden, ein dunkelhäutiges, ungewaschenes und tätowiertes Gewimmel; die »rohe Menschenklasse«, wie Lombroso sie nennt.

Tätowierungen finden sich nun nicht nur unter Kannibalen, sondern auch in Europa; hier »aber nur unter den niedersten Ständen ... weit mehr indes unter der *Verbrecherklasse*... Bei letzteren ist sie so häufig, daß sie für die gerichtliche Anatomie zu einem *neuen, spezifischen* Merkmal geworden ist.«[25]

Wilde und Verbrecher sind tätowiert – ergo: wer sich tätowiert, ist ein Wilder oder ein Verbrecher. Und Lombroso meinte allen Ernstes, daß, wenn ein Tätowierter stürbe, ohne einen Mord begangen zu haben, er durch einen Zufall nur zu früh gestorben sei. – Dies sind übrigens Thesen, die Adolf Loos, erbittertster Gegner des Ornaments und einer der Wegbereiter des Funktionalismus, in seinem berühmt gewordenen Aufsatz *Ornament und Verbrechen* wortwörtlich übernommen hat: »Wer sich tätowiert, ist ein Verbrecher oder degenerierter Adliger«.[26] Bis in kunsttheoretische Debatten also drangen die Parolen Lombrosos vor; ein Indiz für die Empfänglichkeit der Zeitgenossen für derartige Thesen.

So abstrus das Werk im Detail, so unfreiwillig komisch es in seinen Fallbeispielen ist, so groß war seine Wirkung im ganzen. Carter/Muir rechnen *L'Uomo delinquente* immerhin unter die rund 400 »Bücher, die die Welt verändern«.[27] Und die Diskussion um die Thesen Lombrosos und seiner Schule ist, trotz nachgewiesener Unhaltbarkeit, bis heute nicht verstummt; die Faszination durch die positivistisch aufgekochten »Fakten« und die Überbewertung dieses ›Beweismaterials‹ sind noch immer ungebrochen. So werden z. B. in der jüngsten Veröffentlichung zum Thema Tätowierung, einer juristischen Dissertation unter dem Titel *Kriminologische und kriminalistische Aspekte des Tätowierens bei Rechtsbrechern* (1976), zunächst alle erreichbaren neueren und älteren statistischen Untersuchungen über Art und Verbreitung von Hautbildern ausgiebig referiert, wobei die Verfasserin zu dem Schluß kommt, »daß es an gesicherten Aussagen hinsichtlich des Vorkommens von Tätowierungen in der breiten Bevölkerung fehlt«.[28] – Was sie dann allerdings nicht davon abhält, nach altbewährter Manier und in ausgefahrenen Gleisen, lediglich mit etwas Verhaltenspsychologie und ähnlichem modischen Firlefanz aufgeputzt, herumzuspekulieren; ihr Resultat:

Im folgenden – zusammengestellt aus Texten, Urteilen und Meinungen

»Nach Abwägung aller Umstände kann dennoch die Feststellung gewagt werden, daß Tätowierungen in der Regel ein Indiz für kriminelles Verhalten sind.«[29] (Hätte sie wenigstens »in der Regel« weggelassen!)

zur Tätowierungsfrage aus den letzten 100 Jahren – ein Katalog solcher Personen, die sich tätowieren lassen oder angeblich tätowieren, oder sich eigentlich doch tätowieren lassen müßten:
Die »rohe Menschenklasse«, die Wilden und die »traurige Klasse der Verbrecher«, als da im einzelnen sind: Mörder, Diebe, Fälscher, Wegelagerer, Straßenräuber, Wilddiebe, Vagabunden, Deserteure, Fremdenlegionäre, Galeerensträflinge, Subjekte von übelstem Ruf, Zuchthäusler, Bestiennaturen, Attentäter, Anarchisten, Geheimbündler, Carbonari, Anhänger der Camorra, der Mafia und anderer Verbrecherorganisationen, Zigeuner, Kuppler, Zuhälter, Prostituierte, Hafendirnen, Matrosendirnen, Nutten, Huren, Tribaden, Lesben, Schwule, Päderasten, Perverse, Strichjungen, Syphilitiker, Stupratoren, Anstaltsinsassen, Verrückte, psychisch Kranke, Wahnsinnige, Rocker, Rowdies, degenerierte Adlige, Arbeitsscheue, Gesindel usw., usw. Nur der Bürger nicht.
Es scheinen vor allem Wunschvorstellungen zu sein, die den genannten Personengruppen die Tätowierung mit Unausweichlichkeit unterschieben wollen. Groß war die Enttäuschung und Verwunderung, als sich nach eingehender Untersuchung herausstellte, daß die Zigeuner sich traditionell nicht und niemals tätowieren. Statistisch haben sich übrigens alle diese Vorurteile widerlegen lassen, oder ließen sich widerlegen. Was nichts daran ändert, daß sie immer wieder aufgestellt worden sind. Lombrosos Thesen waren so erfolgreich, weil sie auf ein ohnehin vorhandenes Ressentiment stießen und es bestätigten.
Die Behauptungs- und Ausgrenzungsstrategie ist deutlich; genauer ließe sich die Klassengrenze anschaulich kaum definieren. Nach oben, nach unten, nach rechts und nach links wird die bürgerliche Gesellschaft so durch einen Stacheldraht immer wieder wiederholter Behauptungen abgegrenzt. Und ein schlagenderes Beispiel für den Marxschen Satz von den herrschenden Gedanken, die immer die der Herrschenden sind, läßt sich nicht finden, als die Durchsetzung dieser lautstark immer wieder ausgegebenen Parole: »Wer sich tätowiert ist ein Verbrecher, oder ...«
Man beobachte seine eigenen saubergewaschenen Reaktionen auf den Anblick von Tätowierungen, und man wird bemerken, wie tief verwurzelt inzwischen die Abneigung gegen die Tätowierten ist; jeder brave Bürger empfindet heute so einen »natürlichen« Abscheu vor den bunten Bildern auf der Haut.
Und alle diese Vorurteile haben Recht. Der kriminalisierende und diffamierende Diskurs hat die Voraussetzungen, von denen er ungerechtfertigter Weise ausging, längst wahr gemacht: die Mehrzahl der Tätowierten scheint heute tatsächlich von den (kleinen!) Kriminellen gestellt zu werden.

Verbrecher sind tätowiert, ergo ist, wer sich tätowiert, ein Verbrecher. Andere Stimmen werden geflissentlich überhört; etwa die George Burchetts, »King of Tattooists«, der in seiner mehr als 50jährigen Praxis zehntausende von Personen tätowiert hat, von denen die Mehrzahl – er wird nicht müde, das in seinen Memoiren immer wieder zu betonen – »just ordinary people« waren, »decent and nice«, ganz normale Menschen, die wenigsten exzentrisch, kaum einer kriminell.[30]

2. Der stumme Diskurs

Die »Tätowierungswut« erreichte, nach ihren ersten Anfängen um 1870–1880, etwa um 1905–1910 ihr größtes Ausmaß. Zeitlich parallel dazu gelangt auch der Diskurs über die Tätowierung auf seinen Höhepunkt. Jedenfalls erscheinen in dieser Zeit die meisten wissenschaftlichen Abhandlungen und Untersuchungen zu diesem Thema. Auch in den Zeitungen und Zeitschriften finden sich gehäuft Aufsätze und Meldungen für das breitere Publikum. – Weshalb kam es gerade in dieser Zeit auf der einen Seite zu einer so großen Verbreitung, was war der Motor dieser Manie? Und woher bezog auf der anderen Seite der Diskurs über die Tätowierung, der auf diese Verbreitung antwortete, seine Energie? Es ist diese Energie auf beiden Seiten, die nicht zu begreifen und als »Mode« nicht zu erklären ist! Zwischen dem Anschwellen des Diskurses und der Zunahme der Tätowierungen scheint noch eine andere, eine engere Beziehung zu bestehen, als die einfache, daß die gehäufte Publikation von Texten über die Tätowierung auf die Tatsache ihrer wachsenden Verbreitung reagiert. Auf diese Weise ist der niemals erlahmende Haß auf die bunten Bilder auf der Haut nicht zu erklären – und noch weniger die Frage, warum sich die Menschen verstärkt zu tätowieren begannen. Daß dieses Problem durch Befragung der Tätowierten selbst nicht zu lösen war, weil ihre Antworten unbefriedigend blieben, wurde bereits erwähnt.
Vielleicht kommt man weiter, wenn man Tätowierung und Rede über Tätowierung als eine Art energisch und auf beiden Seiten immer verbissener geführten Dialog begreift, der um ein geheimes und unausgesprochenes Thema kreist: als Wechselrede also zwischen dem lautstark geführten Diskurs und einem stummen, den die Tätowierung selber sprach, als Dialog, von dem nur eine Hälfte hörbar ist. – Immerhin ließe sich nach diesem Modell der Versuch machen, aus der hörbaren Gegenrede die lautlose Rede, und aus beiden das unausgesprochene Thema zu erschließen. Dazu müßte der lautstark geführte Diskurs gegen den Strich, gegen seinen ausgesprochenen Sinn gebürstet werden. Ansatzpunkte dazu gäbe es in den merkwürdigen Ungereimt-

heiten und Widersprüchen der Texte genug. Auf einen fundamentalen Widerspruch hat Wilhelm Joest bereits 1887 hingewiesen: (und in seinem Text selbst noch ist er deutlich):

»Nur in Steckbriefen oder in der Personalbeschreibung des Verbrecheralbums finden wir die Tätowierung erwähnt, und dadurch hat sich bei einem großen Teil des Publikums die vollständig irrige Ansicht gebildet, daß sich Träger von Tätowierungen vorwiegend nur aus solchen Kreisen rekrutieren, deren Mitglieder steckbrieflich verfolgt zu werden pflegen oder deren Porträts das Verbrecheralbum zieren. Diese irrige Ansicht wird allerdings unterstützt durch leichtfertige Äußerungen, wie sie z. B. *Lacassagne* in seiner (...) Arbeit: ›Les tatouages‹ macht. Derselbe nennt (in 20 Zeilen) Tätowieren bei Okzidentalen ein ›aus Unwissenheit, Torheit und Müßiggang hervorgegangenes kindisches, Verbrecher und Prostituierter würdiges Treiben‹. *Lacassagne* hat aber ganz vergessen, daß er seine eingehenden Studien über das Tätowieren der Europäer bei 3 algerischen ›Batallions d'Afrique‹, d. h. bei dem Auswurf an Verbrechern, Sträflingen, Mördern und Galeerensklaven der ganzen französischen Armee gemacht hat! Er weiß es einfach nicht, daß es viele Tausende braver, solider Europäer gibt, die tätowiert sind. – Es ist indes nicht zu leugnen, daß Tätowieren gerade in Verbrecherkreisen sehr beliebt ist. Die Tatsache ist psychologisch um so rätselhafter, als es doch gerade die Verbrecher sind, die alles mögliche Interesse daran haben müßten, sich *kein* solches Mal, an dem sie so leicht wiedererkannt werden können, in die Haut zu stechen.«[31]

Andere Widersprüche finden sich – Joest weist bereits darauf hin – immer wieder in den Statistiken: Die ersten statistischen Erhebungen wurden – im Anschluß an den »Prozeß Schall« – von Gerichtsmedizinern durchgeführt und zwar in Invalidenhäusern, Militärhospitälern, bei Musterungen oder den Zwangsuntersuchungen der Prostituierten, in der überwiegenden Zahl der Fälle aber in Gefängnissen oder Gefängnishospitälern. Für die Klärung der Frage, ob Tätowierungen wieder verschwinden können, war diese Eingrenzung des Untersuchungsfeldes belanglos. Verhängnisvoll aber wurde sie, als man aus der Tätowierung kriminal- oder allgemein-anthropologische Schlüsse zu ziehen versuchte. Auf der Suche nach dem ›geborenen Verbrecher‹ las sich das bis dahin harmlose, von den Gerichtsmedizinern zusammengebrachte Material plötzlich ganz anders. Niemandem fiel auf, oder wollte auffallen, daß die auf Tätowierung untersuchten Personen von vornherein auf Kriminelle beschränkt waren. Bis heute ist nie der ernsthafte Versuch zu einer repräsentativen Untersuchung gemacht worden. Was allerdings niemanden daran hindert aus den unzulänglichen Zahlen, die existieren, die weitreichendsten Schlüsse zu ziehen.
Lombroso findet unter 11 572 Individuen, die in einem Zeitraum von 20 Jahren an verschiedenen Orten, von verschiedenen Ärzten, unter nicht genannten Bedingungen untersucht worden waren, 3886 »ehrliche Leute« (=unbestrafte Soldaten), 5343 Verbrecher und 2343 Irre. Allein diese Zahlenverteilung läßt auf eine ausgewachsene Paranoia

nicht nur des Dr. Lombroso schließen. – Die Werte einer anschließend gebotenen Tabelle sind nicht vergleichbar; eine Verteilung in der Gesamtbevölkerung ist an ihr auch nicht abzulesen. Das behauptet auch Lombroso nicht; er meint ihr aber entnehmen zu können, daß zwischen 1863 und 1873 die Zahl der tätowierten »ehrlichen Leute« *zehnmal weniger* geworden sei, während dagegen die Sitte des Tätowierens »unter der Kriminalbevölkerung ... *nicht nur fortbesteht, sondern sehr weite Verhältnisse annimmt*«.[32] – Da nun, wie bewiesen, Tätowierungen nicht, oder doch nur nach langer Zeit verschwinden können, kann man aus Lombrosos Zahlen und Interpretation nur schließen, daß innerhalb von 10 Jahren viele der tätowierten »ehrlichen Leute« plötzlich verstarben oder verschwanden – oder aber, und das behauptet Lombroso ja, kriminell wurden. Da nun aber außerdem bekannt ist (wenn auch nicht in genauen Zahlen), daß im gleichen Zeitraum die Tätowierungen rapide zunahmen, kann das nur heißen, daß auch die Zahl der Kriminellen rapide zunahm. So viele Kriminelle kann es gar nicht geben. Entweder ist das die Beobachtung eines Paranoikers – oder aber, ein anderer Schluß ist nicht möglich, weite Teile einer einst rechtschaffenen Bevölkerung wurden plötzlich *kriminalisiert*.
Ein drittes Beispiel: Im Vorwort zu *L'Uomo delinquente* schreibt Lombroso 1876: »Die Tätowierung z. B. verrät durch ihre Obszönität als auch durch ihren Sitz in gewissen Fällen das begangene Verbrechen weit nachdrücklicher als manche anatomische Läsion.«[33] 20 Jahre später, in seinen 1896 erschienenen *Neuen Verbrecherstudien*[34] kann Lombroso endlich für diese seine kühnen Thesen *das* Paradebeispiel vorführen, einen am ganzen Körper tätowierten angeblichen Stuprator (Vergewaltiger). Bei der Untersuchung gibt dieser zu Protokoll:

»Ich heiße Francesco Spiteri, Sohn des Carmelo aus Alexandrien in Ägypten. Es sind nun 37 Jahre, seit meine Mutter mich der Welt verehrte. Mein Leben war sehr angenehm und abenteuerreich. Die Weiber sind immer meine Leidenschaft gewesen, Venus ist mein Leitstern. – Schon als Kind zeigte ich stets eine überschäumende Lebenskraft. Mit sieben Jahren begann ich zu masturbieren; noch nicht zehnjährig verführte ich meine Altersgenossen auf der Barke und gebrauchte sie täglich auf widernatürliche Weise. Mit sechzehn Jahren habe ich zweimal versucht, meine kleine Schwester zu vergewaltigen, da jagte mich mein Vater aus dem Hause und verbot mir, ihm je wieder unter die Augen zu kommen. Seitdem habe ich ein unstetes Leben geführt, habe mich in allen Handwerken versucht, mich dabei amüsiert und mich tüchtig in der Welt herumgetrieben. – Ich habe noch keinem was zu Leid getan. Einst haben sie mich angeklagt, daß ich ein paar Franzosen erstochen habe; das ist aber gar nicht wahr; höchstens wenn mir das Blut in den Kopf schoß, kann ich vielleicht *irgend was* getan haben. Ich war ein paar Mal eingesperrt, aber immer nur kurze Zeit; denn *ehrliche* Leute werden stets bald wieder freigelassen. – Mein Vater, der ein Säufer war, starb am Schlag, meine gute und friedliebende Mutter starb an der Cholera; meine Schwester ist Maitresse eines englischen Offiziers in Alexandrien.

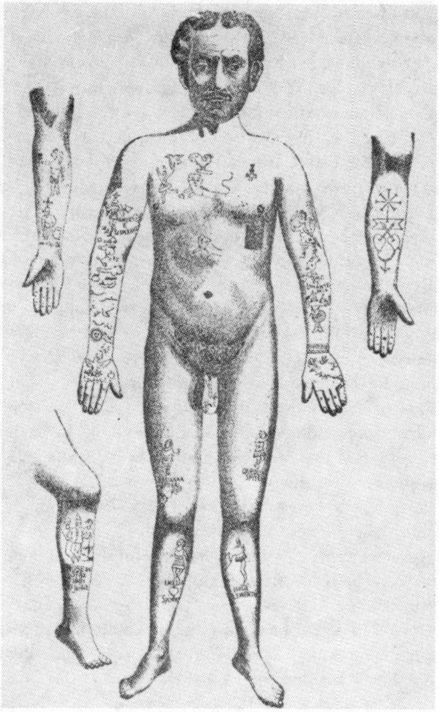

18. Francesco Spiteri, der Stuprator

– Von allem anderen weiß ich nichts, ihr könnt es aus meinen Zeichnungen sehen (auf seine verschiedenen Tättowierungen deutend). Ich sage nichts weiter . . . laßt mich in Ruh! . . .«[35]

Nach einer eingehenden körperlichen Untersuchung, bei der an Spiteri, wie schon in seinem Lebenslauf, die typischen Anomalien eines Kriminellen (Henkelohr, Schmerzunempfindlichkeit, Linksseitigkeit u. a.) entdeckt werden, schreibt Lombroso weiter:

». . . Seine Führung war die denkbar schlechteste; abgesehen von den (unbewiesenen!, S. O.) Morden wird dies durch den ewigen Berufswechsel, durch sein unstetes Wanderleben und die verbüßten Gefängnisstrafen bestätigt. – Diese Lebensführung wird aber geradezu wunderbar durch die Tätowierungen veranschaulicht, mit welchen sein ganzer Körper bedeckt ist.«[36]

Im weiteren Verlauf der Untersuchung nimmt Lombroso Zahl und Art der Tätowierungen auf und läßt sich von Spiteri erzählen, was die einzelnen Zeichen bedeuten sollen. Daraus ein paar Beispiele:

»*Auf der Brust.* – Eine Ballettänzerin, die auf ihrer linken Hand einen Vogel trägt, der eben im Begriff ist, davonzufliegen, ein Hahn, ein Löwe, das Kreuz der Ehrenlegion, drei Punkte nahe bei der linken Brustwarze. Weiter unten, auf der Magengegend, ist das Brustbild eines anderen Löwen zu sehen.
Die Ballerina, die mit dem Vogel auf der Hand tanzend abgebildet ist, stellt eine weitere Geliebte dar; das Ganze bedeutet, daß sie, wenn sie tanzte, wie ein Vogel zu schweben schien. Sie hieß Carmela Faruccia.
›Der Hahn ist für die Weiber da; wenn sie nämlich, nachdem sie mir zu willen waren, bezahlt sein wollen, dann sage ich immer: ›Kräht dieser Hahn mal Kikeriki! dann bezahlt dich Spiteri‹. Er dient auch als spezielles Zeichen unter den Camorristen, die meistens nicht zu zahlen pflegen. – Der Löwe ist das Symbol der Kraft und der Macht, mit vollem Recht trage ich ihn auf der Brust, denn ich fühle mich ihm gleich. – Das Kreuz ist das der Malteserritter, ich trage es, weil ich zweimal (bei Gott, nicht aus Furcht!) den Händen der englischen Polizei entwischt bin, als ich in Malta war. Die drei Punkte in der Herzgegend zeigen an, daß es dreier Kugeln ins Herz bedarf, wenn man Francesco Spiteri töten will.‹ Es sind die Zeichen der Unverwundbarkeit.
Das weiter unten als der ganz und größer gezeichnete Löwe eingeätzte Brustbild eines Löwen soll bedeuten, daß auch unter den Löwen der Stärkere über den Schwächeren den Sieg behält; so hielt es Spiteri, der stets alle, die mit ihm gemeinsame Sache machen wollten, unterkriegte.
Unter der linken Brustwarze erblickt man einen dunklen viereckigen Fleck; er verdankt sein Dasein einem Zugpflaster.
Auf dem Penis. – Auf dem Penis bemerkt man: einen Fisch, neben dessen Schwanz sieben V-förmig angeordnete Punkte stehen, weiter vorn, neben dem Kopf des Fisches die beiden Buchstaben M. S. zwischen zwei Rosenknospen.
Der Fisch und die sieben Punkte bedeuten, daß sein Penis (ital. pesce = Fisch) seit seiner Jugend im Anus von sieben Knaben (die sieben Punkte) gearbeitet. Ich glaube daher, daß der Fisch auf dem Penis auch als Zeichen der Päderasterie gedeutet werden muß. Die beiden Buchstaben M.S. bedeuten ›Mia sorella‹ (meine Schwester), welcher er zweimal die Jungfernschaft zu rauben suchte, daher die beiden Rosenknospen zu beiden Seiten der Buchstaben.«[37]

In der Tat! »Geradezu wunderbar« wird hier nicht die Biographie Spiteris durch die Tätowierungen veranschaulicht, sondern die Geschichten bestätigen allein Lombrosos Thesen: Vater – Säufer, Mutter – an Cholera gestorben, Schwester – Hure, ergo: Sohn – Päderast, Erotomane, Camorrist, Mörder etc. etc. Ganz augenscheinlich ist der sonst so gewiefte Psychiater Lombroso in seinem Überschwang, nun endlich die Bestätigung seiner Theorien zu finden, einem Menschen mit Münchhausen-Syndrom[38] auf den Leim gegangen, der offenbar außerdem noch so sensibel war, genau die Geschichten zu seinen Hautbildern zu produzieren, die Lombroso hat hören wollen.

Es kam in diesen Beispielen nicht darauf an, dem Diskurs unsaubere Argumentation nachzuweisen, oder vorschnelle Interpretation von Fakten, die sich bei näherer Betrachtung als unhaltbar erweisen,

sondern darauf, einige seiner Widersprüche aufzuzeigen. Denn auch wenn man die offensichtlichen Fehlinterpretationen von den Beispielen abzieht, bleiben ungeklärte »Reste«. Neben den beiden bisher ungeklärten Tatsachen der rapiden Zunahme der Tätowierung in der zweiten Hälfte des 19. Jahrhunderts und der haßerfüllten Hetzkampagne des Diskurses, bleibt im ersten Beispiel das angeblich »psychologische« Rätsel, daß sich gerade die tätowieren, die es doch besser bleiben ließen; im zweiten Beispiel die sehr merkwürdige Tatsache, daß plötzlich große Teile der Bevölkerung kriminell werden, oder kriminalisiert werden (welche Teile sind das?); und im dritten Beispiel läßt sich trotz aller Kritik an Lombroso einfach nicht leugnen, daß Spiteri die kuriosesten Bilder auf der Haut trug, zu denen er die abenteuerlichsten Geschichten erzählte.
Um mit dem dritten Beispiel zu beginnen: Francesco Spiteri ist ganz unzweifelhaft ein extremer Fall, aber wie es scheint ein exemplarischer. Viele Tätowierte scheinen Geschichten zu ihren Bildern zu erzählen, Geschichten die nicht immer stimmen müssen, die immer abenteuerlich sind, Geschichten, die von Erzählanlaß zu Erzählanlaß durchaus variieren können. Folgende Beobachtung machte Spamer bei seinen Befragungen von Tätowierten in den deutschen Hafenstädten:

»Renommiersucht und Phantasie ... Romantik und Sehnsüchte des Hafenlebens verführen Tätowierer wie Tätowierte immer wieder zu langen und detaillierten Berichten über ihre Weltreisen sowie ihre Abenteuer in der Fremdenlegion, die sich bei einer Nachprüfung als Phantasiegebilde erwiesen ...«[39]

Beispiele solcher Phantasietätigkeit werden im Laufe dieser Arbeit noch mehrere geboten. Bei vielen Tätowierten geht die Neigung zum Hautbild mit einem starken Gefühl ›mangelhafter Biographie‹ einher. »Erlaubt ist, was gefällt«, »Über Geschmack läßt sich nicht streiten«, »Jedem Tierchen sein Pläsierchen«. – So lauten gängige Ansichten mit denen die abstrusesten Modenarrheiten verkauft werden. Woher also die Abneigung gegen die Tätowierung? Was steckte tatsächlich hinter der ästhetisch und kriminalanthropologisch geführten Debatte? Dazu muß man den lautstarken Diskurs in engem Zusammenhang mit der sprachlosen Praxis der Tätowierung sehen.
Lombroso läßt keinen Zweifel, wen er als Verbrecher bezeichnet wissen will. Die »Verbrecherklasse« – es ist bemerkenswert, daß Lombroso gerade hier einen politischen Begriff verwendet – rekrutiert sich, so zumindest suggeriert es der Text von *L'Uomo delinquente* ständig, fast ausschließlich aus den »niederen Ständen«. Der Diskurs über die Tätowierung zielt also vornehmlich auf die ›niederen Stände‹, bzw. die Individuen aus diesen Ständen, die nicht arbeiten wollen und daher – per Definition und in Anwendung kommender Rechtsprechung – kriminell

sind. Daß auch die (ebenfalls nicht arbeitenden) ›degenerierten Adligen‹ einen Tritt bekommen, ist ein eher zufälliges, zaghafter formuliertes[40] und und in seiner Schärfe bald wieder zurückgenommenes (im Grunde aber nicht unwillkommenes) Nebenprodukt der Argumentationsweise.

Lombroso und Loos argumentieren beide letztlich ökonomisch: Loos bezeichnet das Ornament (das er von der Tätowierung ableitet und als solches diffamiert) als Verschwendung, als »Verbrechen an der Volkswirtschaft«[41] und verspricht der Arbeiterklasse die »weißen Mauern Zions«, höhere Löhne und Arbeitszeitverkürzung, wenn sie nur die glatte der ornamentierten Tabaksdose vorziehen würde. Lombroso denkt, was den Wert eines Menschen angeht, immer in Nützlichkeitskategorien. Ein nützliches – und das heißt bei ihm immer *nutzbares* – Mitglied der Gesellschaft ist ein Mensch nur dann, wenn er sauber, pünktlich und gehorsam dem Verkauf seiner Arbeitskraft nachgeht, sprich die Moralkodizes bürgerlicher Machart widerspruchslos internalisiert hat. Genau dagegen aber (oder besser: gegen die Konsequenzen, die daraus für die Lebenspraxis erwachsen) revoltiert der Tätowierte mit seiner Tätowierung. *Fabrikarbeit ist das geheime Thema des Diskurses, des lautstarken wie des sprachlosen.* Es sind die Probleme der Pauperisierung und Verstädterung der Landbevölkerung, der Auflösung der Zünfte und der Proletarisierung des Handwerkers zum Fabrikarbeiter, wie sie in Deutschland seit den 60er Jahren des 19. Jahrhunderts immer drängender wurden, für die Tätowierung und Diskurs über die Tätowierung so etwas wie die Obertöne abgaben.

»Ein Mensch, der keine wirkliche Heimat mehr hat, und dessen Liebe nicht mehr an den Ort, wo er arbeitet und leidet, ihn bindet, hat viel mehr verloren, als man so oberflächlich denkt«[42], schrieb ein zeitgenössischer Beobachter dieser großen Entwurzelung. »Nur Fremdheit ist das Gegengift gegen Entfremdung« (Adorno); in die fremd-befremdenden Bilder auf der Haut exilierte der Tätowierte. Und in den phantastischen und immer neuen Geschichten, die diese Bilder ihm erzählen, und die er von ihnen erzählt, erfindet er sich Identitäten und abenteuerliche Lebensläufe, die, schillernd wie die Bilder selbst, die graue Alltäglichkeit zu überdecken suchen. Man kann die europäische Tätowierung seit Cook deuten als (historisch wie individuell) letzten, verzweifelten – und zu spät gekommenen – Versuch des zur identitätszerstörenden Monotonie der Fabrikarbeit verdammten Individuums, die eigene Haut zu retten, bevor man sie ihm über die Ohren zog. Der Sprache nicht mächtig, um sich selbst zu artikulieren, reklamierten die Tätowierten mit ihren bunten Bildern aus der Südsee auf der Haut immer wieder das Leben, das sie verloren hatten, oder das sie sich erträumten – das (irdische) Paradies, das ihnen verheißen war. Der Diskurs der Mächti-

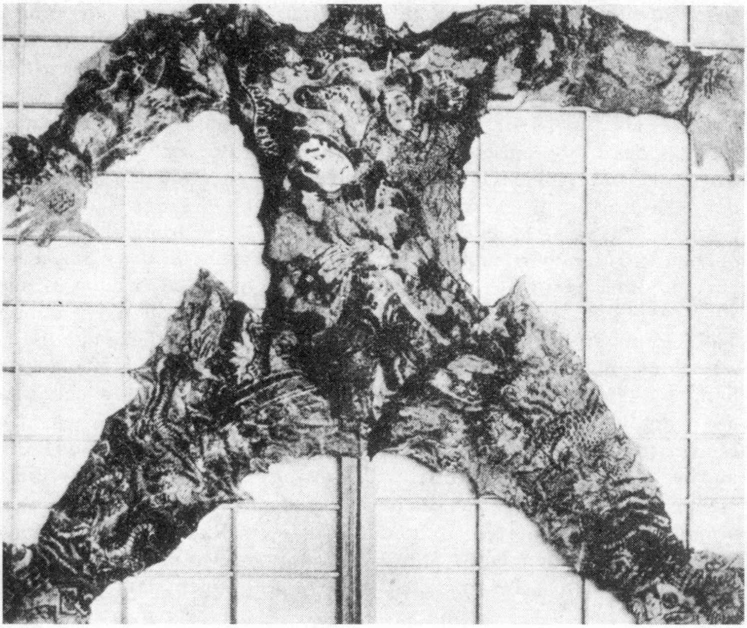

19. Der Balg eines tätowierten Menschen (Japan)

gen dagegen versuchte so lautstark als möglich diesen Protest der Tätowierung zu diffamieren und die Träger dieser Proteste über die Grenze ins Kriminelle abzuschieben, wo sie, so stigmatisiert, ›klassifizierbar‹, zumindest aber als die »Anderen« erkennbar waren und notfalls auch von den Ordnungsbehörden unschädlich gemacht werden konnten.

Während der stumme Part mit seinen Hautbildern Widerstand leistete, zielte der lautstark geführte Teil des Tätowierungsdialogs aufs Glatte, auf das Ausräumen dieses Widerstands und das Installieren von Unwiderständigem: mit allen Mitteln, aber doch noch ganz »naiv«; ohne Bösartigkeit, aber handgreiflich. Wissenschaft zeichnet sich dadurch aus, daß sie ihre Argumente mit Belegen und Zitaten zu untermauern sucht; so auch die Wissenschaftlichkeit, mit der der Diskurs über die Tätowierung geführt wurde. Da um 1880 die technischen Möglichkeiten der Photographie noch zu wenig entwickelt waren, um befriedigende Aufnahmen von Hautbildern zu erreichen, erscheint es nicht besonders abartig, daß man sich der Tätowierungen selbst zu versichern suchte. Kaum ein dermatologisches und pathologisches Institut, das sich im Laufe der Jahre nicht wenigstens einige präparierte Hautstücke zugelegt hätte. Berühmt war die Leipziger Pathologie für ihre umfangreiche Sammlung. 1897 legte Virchow der Versammlung der Berliner Anthropologen eine »kleine Auswahl« aus der großen, bis 1870 zurückreichenden Kollektion von tätowierten Häuten des pathologischen Instituts der Charité vor.[43] Zuvor hatte Fritsch vor dem gleichen Publikum über die verschiedenen Methoden der »Konservierung von tätowierten Hautstücken der Menschen« referiert.[44] Und 1911 berichtete ein gewisser L. Stieda stolz über die nahezu 200 Nummern umfassende Sammlung, die er für das Königsberger anatomische Institut zusammengebracht hatte: »Ich habe es mir angelegen sein lassen, seit 25 Jahren von allen Leichen, an denen Tätowierungen sichtbar waren, die betreffenden Hautstücke herauszuschneiden und aufzubewahren ...«[45] Wohl aus Tradition behielt man das Sammeln tätowierter Häute auch bei, als die technischen Möglichkeiten der Photographie sich verbessert hatten. Ein Dr. Fukuski von der Universität Tokio machte um 1950 von sich reden, als er sich die Häute aus der Glanzzeit der japanischen Tätowierung testamentarisch übereignen ließ. Zur gleichen Zeit stellte die Universität Kioto den kompletten präparierten Balg der »schönen Räuberin« Kaminaro O-shin aus, auf dem »mit dem ganzen Linienreichtum ostasiatischer Feinmalerei die Erscheinung des Donnergottes abgebildet«[46] war.

Kapitel V
Jahrmarkt

»Er ist ein demütiger Gast in Auswurfvariétés, / Wo Teufelinnen stampfen, blumig tätowiert. / Ihr Zackenspieß lockt ihn in süße Höllenstürze, / Geblendet und geprellt, doch immer fasziniert.«

Hugo Ball (1915)[1]

»Die Delegiertenversammlung bedauert die den Schein des Nackten erweckende Darstellung von Frauenkörpern in gewissen *Variété-Theatern,* die als ›Evangelium der Schönheit‹ gefeiert werden und in Wahrheit doch nur eine sinnenberückende und die Jugend vergiftende Schaustellung ist.«

Die XI. Konferenz der deutschen Sittlichkeitsvereine (1903)[2]

So kehren die Embleme nicht nur als Waren wieder, wie Walter Benjamin meinte[3], sondern auch als so etwas wie der Versuch von »Antiwaren«. – In der Tat sind die europäischen Tätowierungen, die in ihrem formalen Aufbau nichts so sehr wie Waren-Etiketten ähneln, neben diesen, die letzten Residuen barocker Emblematik. Der diffamierende Diskurs hat eine Tradition der Ganzkörpertätowierung in Europa niemals aufkommen lassen. – Daher die Vereinzelung und medaillonartige Verkapselung der Motive, daher ihr stets verunglückt wirkender Sitz auf dem Körper. Wo Stammestätowierungen immer organisch, zum Körper gehörig erscheinen, fast als seien sie aus ihm heraus an die Oberfläche getreten, wirken europäische Hautbilder wie ohne jedes Gespür für den Körper und seine Proportionen und von außen aufgeklebt, wie applizierte Etiketten. Doch tendenziell ist auch der so pervertierte europäische Hautstich eine Ganzkörpertätowierung – wenn auch eine mißglückte und nicht zu Ende geführte.

Auf dem Jahrmarkt ist die Ganzkörpertätowierung, die sonst in Europa so selten ist wie in der Südsee, die Regel. Und mit dem Engländer John Rutherford, der sich in den 1830er Jahren in einem *»travelling caravan of wonders«* von Kirmes zu Kirmes ziehend ausstellen ließ, betritt – was sich mit Jozé Cabri bereits angedeutet hatte – die Ganzkörpertätowierung endgültig den Jahrmarkt, verläßt die Gegenwelt der Antipoden, um Teil einer anderen zu werden: der Gegenwelt, die grell-bunt und lärmend, verzweifelt und vergeblich den immer grauer werdenden

Alltag in verschossenem Plüsch und barocken Wundern zu kompensieren versuchte.
Der (Jahr-)Markt, einst Agora und Forum stimmberechtigter Bürger, später als »Messe« Ort des Warenumschlags, wird im 19. Jahrhundert fast ausschließlich zum Ort des Vergnügens und – da zaghaft erst und nur in ganz großen Städten feste Vergnügungsetablissements gegründet werden – auch zum ausschließlichen Ort des Vergnügens für eine verstädterte Arbeiterbevölkerung, die bäuerlichen Festen wie Erntedank und Kirchweihtanz entfremdet ist und hier wenigstens ein- oder zweimal im Jahr die Panacee gegen die immer radikalere Auszehrung zu finden hoffte. Durchorganisierte und in ihren Abläufen geplante Fabrikarbeit verlangt als Gegenpart nach einer ebensolchen Freizeit, die zeitsparend das pralle Leben injiziert, das man sonst vermissen muß. Im Jahrmarkt verschränkt sich Altes mit Neuem; hier nimmt das, was man heute allgemein ›Vergnügungsindustrie‹ nennt, seinen Ausgang, und gleichzeitig finden hier, im Erbrechen und im schalen Geschmack von Fischbrötchen und Zuckerwatte, Bratwurst und Lakritz, Bier und Bier, Potlatsch und Bacchanalien ihre letzte, pauperisierte Nachfeier.
»Der Jahrmarkt«, darauf haben Günter Bose und Erich Brinkmann zu Recht hingewiesen, »stiftet kein Prinzip der Hoffnung. Dafür herrscht zuviel an Lug und Trug.«[4] Solange es keine grundlegende Untersuchung dieser Wunschwelten gibt (und die gibt es bezeichnenderweise nicht[5]) wird Blochs Text kanonisch bleiben; der Jahrmarkt bleibt eine Gegenwelt, wenn auch eine mit allen Zügen der Welt, die sie spiegelt. Unter der Überschrift »Südsee in Jahrmarkt und Zirkus« heißt es bei Bloch:

»Die Buden auf dem Jahrmarkt sind gleichfalls nicht hier gewachsen, so wenig wie der immer wieder abgestaubte, immer wieder frisch enthüllte Zauber, den sie mit sich führen. Er wirkt wie aus abnormer Fremde, ist zweifellos ordinär und voller Schwindel, aber immerhin noch gehaltvoller als der Ärger, den der Spießer an der uralten Jugend- und Volksfreude nimmt. So fahren die Schiffsbuden auf, getragen von Südsee für das einfache und für das unverdorben komplizierte Gemüt; die Zeltschiffe machen in den staubigen Städten auf kurze Zeit fest. Sind mit blaßgrünen oder blutrünstigen Gemälden tätowiert, in denen Votivbilder für Rettung aus Seenot sich mit Harem kreuzen. Der Motor treibt das Orchestrion mit fremdem, fettem, unmenschlichem, atemlos-trägem Klang, zuweilen ist er mit einem Wachsmädchen verbunden, das neben dem Eingang festgeschraubt tanzt. Und mit wahnsinniger Verrenkung, mit einer, die aus angeschraubtem Wachs zu tanzendem übergeht, von Zeit zu Zeit den Kopf in den Nacken wirft, um gerade in dieser Lage zitternd stillzustehen, dicht hinter dem Ausrufer, der sich selber vor nichts fürchtet. Die Welt, die solcherart angepriesene, hat die Geheimnisse des Brautbetts, auch der Mißgeburt an ihrem einen Rand, die Geheimnisse der Bahre an ihrem anderen. ›Die Dame wird ihren herrlich gebauten Oberkörper entblößen, man wird sehen die Geheimnisse der menschlichen Plastik‹; aber auch: ›Professor Mystos ruft um neun Uhr abends, um die Stunde, wo sie gestorben, eine ägyptische Mumie ins Leben zurück.‹ Seltene Menschen und ihre Kunst geben sich zur Schau, in lauter Seitenkapellen der Abnormität. Der Schwertschlucker und der Feuerfresser, der Mann mit der unzerreißbaren Zunge und dem eisernen Schädel, der Schlangenbeschwörer und das lebende Aquarium. Kümmeltürken, Kürbismänner, Riesenweiber sind da: ›die Natur ist mit dem Stoff ihres Körpers so verschwenderisch umgegangen, daß in der Zeit, wo dieser zur höchsten Vollkommenheit gediehen war, die Masse vierhundert Pfund erreichte‹. Und zur abnormen Fremde tritt immer wieder die des Märchens, auch des Schauerromans: orientalischer Irrgarten, Höllenrachen, Geisterschloß. Das ist Jahrmarkt, eine buntbäurische Phantasie, sie ist in amerikanisierten Großstädten zwar steigend mit Lautsprechern, technizistischen Jux-Etablissements durchsetzt, doch das Wunschland mittelalterlicher Südsee, sozusagen, blieb. ... Uralte Volkslust, keineswegs einfache, aber auch keineswegs dekadente, erhält sich im Jahrmarkt, wandert darin aus. Ein Stück Grenzland ist da, zu sehr herabgesetztem Eintrittspreis, aber mit erhaltenen Bedeutungen, mit kuriös-utopischen, konserviert in brutaler Schau, in vulgärer Hintergründigkeit. Es ist eine Welt, die zu wenig auf ihre spezifischen Wunschgegenden untersucht worden ist. Eben ›Curiöses‹, wie dergleichen zuletzt noch im Barock genannt worden ist, hält sich hier über Wasser, über Land.«[6])

Die Gegenwelt des Jahrmarkts ist (war!) der eigentliche Ort der europäischen Tätowierung, der man anderswo die Existenz bestritt. An den hier zur Schau gestellten Körpern, an den Hautbildern von Tsawella, la Belle Irene und Great Omi ermißt man am reinsten Glanz und Elend des europäischen Hautstichs.

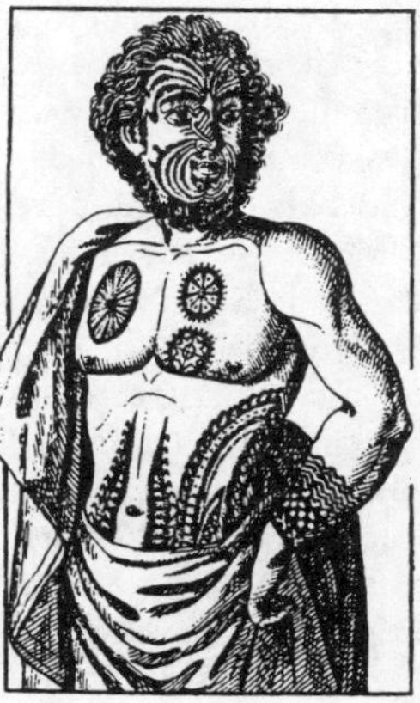

20. John Rutherford, wie er sich um 1830 in einer umherziehenden Gauklertruppe zeigte

1. Die Schausteller

Die Geschichte der Jahrmarktstätowierung beginnt, wie bereits angedeutet, mit John Rutherford – auch er, wie Jozé Cabri, ein Wanderer zwischen den (Gegen-)Welten, doch schon von ganz anderer Art. Wohl weniger nach direktem Vorbild Cabris (dessen Lebensgeschichte sich ja tatsächlich ungefähr so zugetragen hatte, wie er sie seinem staunenden Publikum vortrug), sondern auf eine diffuse, inzwischen aber allgemein gewordene Erwartungshaltung seiner Zuschauer hin, hatte der Mann aus Bristol seine Biographie konstruiert: 1816, so behauptete er, sei er von Maoris auf Neuseeland gefangengenommen und gewaltsam tätowiert worden, was ihn, da diese sonst sehr langwierige Prozedur sehr rasch ausgeführt wurde, fast umgebracht habe. Nach dieser unfreiwilligen Initiation sei er in den Stamm seiner Peiniger aufgenommen und mit der Tochter des Häuptlings verheiratet worden. Erst nach 6jähriger Gefangenschaft (während der er selbst zu Häuptlingswürden aufgestiegen sei) sei ihm die Flucht auf ein vor der Insel ankerndes britisches Schiff geglückt, mit dem er dann glücklich nach England zurückkehrte. Es war nicht zuletzt diese herzergreifende Geschichte, die dem auf den Jahrmärkten umherziehenden Schausteller zu einigem Vermögen verhalf; 1828 waren die englischen Zeitungen voll davon. 1830 unter dem Titel *The great white Chief John Rutherford* zum ersten Mal, 1847 zum zweiten Mal aufgelegt, dann auch ins Deutsche übersetzt[7], hat seine Biographie bis ins 20. Jahrhundert nicht wenig Konfusion in der neuseeländischen Geschichtsschreibung verursacht.[8] – So wahrhaftig Rutherfords Geschichte nach poetischen Maßstäben und so notwendig und logisch sie in der Welt des Jahrmarktes war – den Nachprüfungen, die skeptischere und gegen die romantische Faszination gefeite Zeitgenossen anstellten, hielt sie nicht stand: Rutherford hatte sein Schiff freiwillig verlassen, war mitnichten gefangen genommen und zwangsweise tätowiert worden, sondern er war einer jener Beachcombers und Südseetramps, über die in einem anderen Abschnitt ausführlicher berichtet wurde. Die Abbildung auf einem seiner Reklamezettel zeigt, daß sein Gesicht tatsächlich die Mokotätowierung der Maori trug. Der übrige Körper war in tahitianischem Stil verziert und die Ornamente auf der Brust hatte er vermutlich auf Rotuma erworben. – Doch was zählt in der Welt der Träume (die für den Gebildeten ihren Ort in den Romanen, für den »normalen« Menschen aber allein auf dem Jahrmarkt hat) die buchstäbliche Wahrheit? Hier gelten ganz andere Maßstäbe; wer hier mit juristischen Formeln wie »Betrug« oder »bewußte Irreführung« argumentiert, hat den Sinn des Humbugs verfehlt, von dem jeder Genasführte zumindest ahnt, daß er ihn erwartet.

Rutherford war auch, wenngleich ganz ohne sein Zutun, das Vorbild für die ersten, allerdings noch nicht professionellen Tätowierer Europas: 1829 wurden die beiden Medizinstudenten John Godwin und John Callan zu je 5 Pfund Schmerzensgeld verurteilt, weil sie einen 12jährigen Jungen namens George Weale gegen seinen Willen »tätowiert« hatten. Um den Jungen vor ihren Freunden als »echten Maori-Wilden« präsentieren zu können, schnitten sie ihm einen Stern in

die Nase, sowie Linien auf die Ohren, Wangen und Stirn. Vor Gericht gaben die beiden an, sie seien »etwas betrunken gewesen, und als sie den Jungen sahen, hätten sie spontan den Einfall gehabt, ihn in der gleichen Weise zu tätowieren wie John Rutherford von den Maoris tätowiert worden war«.[9]
Der erste Tätowierte, der sich in Amerika zur Schau stellte, war der Ire James F. O'Connell, dessen Geschichte ebenso sensationell und obskur war wie die seines europäischen Kollegen. Er lebte einige Jahre auf Ponape, einer kleinen micronesischen Insel, bis ihn 1833 ein amerikanisches Schiff aufgriff und nach New York brachte. Dort 1835 angekommen, ließ er sich umgehend von dem Zirkusdirektor Dan Rice engagieren und tingelte bis 1854 in wechselnden Engagements durch die Ost- und Südstaaten. Seinen großen Erfolg verdankte er wohl einem zufällig gleichzeitigen Bestseller: *A narrative of Shipwreck Captivity and Suffering of Horace Holden and Benjamin Nute who were cast away in the American Ship Mentor, on the Pelew Islands, in the year 1832; and for two years afterwards were subjected to unheard of sufferings among the barbarous inhabitants of Lord North's Islands.* By Horace Holden. Boston 1836.
In diesem Buch, das bis 1841 mehrere Neuauflagen erlebte, berichtet der Autor (der sich nicht selbst zur Schau stellte) von seiner Gefangennahme durch eine Horde Wilder, die ihn und seinen Kameraden, der das Abenteuer nicht überlebte, von Kopf bis Fuß tätowierten. Nur auf seine inständigsten Bitten habe man sein Gesicht verschont. Der Ire O'Connell dagegen war, vielleicht um sein literarisches Pendant zu überbieten, auch im Gesicht tätowiert, was unter den Ponapen, deren traditionelle Muster er trug, übrigens ganz unüblich war; es wird berichtet, daß sich Kinder und Frauen, denen er auf der Straße begegnete, zu Tode erschraken, sie hielten ihn für den Leibhaftigen selbst.[10]
Um aus einer einfachen Haut aber das große Geschäft zu machen bedurfte es des Gespürs und des Reklamegenies von Phineas Taylor Barnum, dem größten Schausteller der Welt, der schon ganz andere »Freaks«, ganz andere Launen der Natur oder Kunst, zu Träumen (oder Alpträumen) stilisiert hatte; dieser Meister des Humbugs war es, der den Tätowierten in der chaotischen Welt des Jahrmarkts endlich ihren festen Platz zuwies: die Sideshow. Zwischen Liliputanern, Bartfrauen, Riesen, Damen ohne Unterleib und Fettwänsten wurde der Tätowierte zur ›Figur‹ – und das Tätowiertsein zum Beruf:

»Es war Barnum«, so schreibt Albert Parris, »der das Geschäft mit der Tätowierung entdeckte, und eine Zeitlang waren damit die besten Geschäfte in der Branche zu machen. Jedes Museum mußte ein tätowiertes Mädchen haben mit irgendeiner erfundenen Geschichte, wie sie als Kind von Indianern entführt und tätowiert worden sei ...«[11]

Der erste Tätowierte, den Barnum berühmt machte, war der angeblich in Birma tätowierte Grieche Georgius Constantin, der um 1869/1870 zum erstenmal auftrat.[12] Sein Nachfolger wurde John Hayes. Inzwischen hieß das Unternehmen nicht mehr »Barnum's American Museum«, sondern »Barnum & Bailey's, the Greatest Show on Earth« – was sie auch war! Hayes hatte die bis dahin ausschließlich in der Südsee spielende Biographie der Tätowierten in den Wilden Westen verlegt; 1864, so behauptete er, sei er in Ausonia/Connecticut geboren, mit 14 Jahren als Trommeljunge in die Armee eingetreten und im Far West bei Kämpfen mit Indianern von diesen gefangen genommen worden. Nachdem er eine Zeitlang unter den Indianern gelebt habe, die ihn mit einer Squaw verheiratet hätten, sei ihm endlich die Flucht geglückt. Zum Beweis wies Hayes seine insgesamt 780 verschiedenen Tätowierungen vor, die ihm die Indianer in einer 154 Tage dauernden ›Folterung‹ beigebracht hätten. – In Wahrheit stammten diese Tätowierungen durchweg von O'Reilley, dem berühmten amerikanischen Tattoo-Artist, der später den elektrischen Tätowierapparat erfinden sollte.[13]
Vorbild dieser Story war offenbar das Schicksal Olive Oatmans. 1851 wurde der Treck, mit dem ihre Familie nach Westen zog, in Southern Arizona von Yavapi-Indianern überfallen, wobei die meisten der Weißen getötet wurden. Olive, damals 13 Jahre alt, und ihre jüngere Schwester wurden von den Yavapi verschleppt und später an einen Trupp Mohave verkauft. 1856 wurde Olive Oatman, ihre jüngere Schwester war inzwischen verstorben, in der Nähe von Fort Yuma von Regierungsbeamten als Weiße identifiziert und von den Indianern zurückgefordert. Ihre Geschichte – inzwischen zum Topos vieler Hollywoodfilme geworden – stimmte, im Gegensatz zu der aller ihrer Nachfolgerinnen: Eine zeitgenössische Photographie zeigt sie im schwarzen Kleid, die Haare straff zu einem Knoten zurückgebunden. Am Kinn trägt sie die hübschen, aber mit der europäischen Kleidung so wenig zusammenstimmenden Tätowierungsmuster der Mohave-Frauen, fünf vertikale Linien mit zwei oder drei triangelförmigen Figuren an den beiden äußeren Linien. Um diese an sich wenig sensationellen Tätowierungen besser verkaufen zu können, veröffentlichte Miss Oatmans Protektor und Impressario einen sensationell aufgemachten Bericht über ihre Gefangennahme, ihr Leben unter den Indianern und ihre schließliche Befreiung, der während einer ausgedehnten »Vortragsreise« durch Nordamerika an das Publikum verkauft wurde, mehrere Auflagen erlebte und so das Muster für die stilisierten Lebensläufe ihrer zahllosen Nachfolgerinnen abgab.[14]
Nicht die erste dieser Nachfolgerinnen, aber die erste, die auch in Europa auftrat, war La Belle Irene (Irene Woodward, 1863–1916). 1890 sah man sie zuerst in »Castan's Panoptikum« in Berlin, später auch

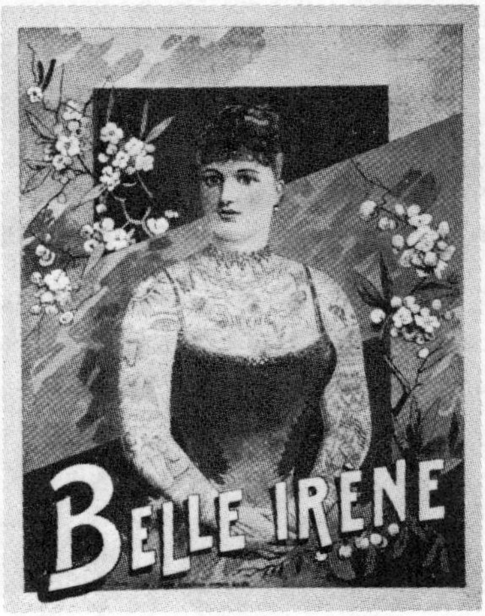

21. La Belle Irene

in München. Ihr deutsch-polnischer Impressario Rusinski gab folgende Fabel über ihr Leben zum besten: La Belle Irene soll 1870 in Dallas/Texas geboren worden sein, wo sie ein abenteuerliches Leben in den Urwäldern (?) führte; um sie vor den Angriffen der Indianer (Sioux) zu schützen, sei ihr Vater auf die Idee gekommen, das Kind blau und rot am ganzen Körper tätowieren zu lassen. – Auch dies natürlich

La Belle Irene,

die schöne, tätowirte Amerikanerin,

Maximilian-Straße 32.

Von **morgen, den 11. Januar** ab wird obiges lebendes Kunstwerk, genannt: **La belle Irene,** in dem **Parterre-Saal** der **Maximilian-Straße 32 täglich** ausgestellt werden.
Vormittags von 11—12 Uhr, Nachmittags von 3—7 Uhr.

— **Entrée 50 Pfg., Donnerstag 1 M.** — (718)

22. Anzeige in der Allgemeinen Zeitung, München 10. Januar 1891

eine Fabel; abgesehen, daß die selbst tätowierten und bemalten Indianer sich wohl kaum von den Bildern auf der Haut der Belle Irene hätten schrecken lassen, kann sie nicht, wie behauptet bereits als Kind tätowiert worden sein, weil sich sonst die Bilder durch das Größenwachstum verzerrt hätten, was nicht der Fall war. Nach Saltarino verrieten ihre Hautbilder einen »gewissen künstlerischen Geschmack«[15]; zu sehen waren Schmetterlinge, Blumen, Indianer, Sonne, Augen, Insekten, Klapperschlangen, Adler und ganze Szenen nach dem

Leben, wie »Der Abschied nehmende Schiffer«; im Medaillon einer »reizend tätowierten Halskette« prangte, ebenfalls tätowiert, der Name Irene. Weiter fanden sich auf ihrem Körper Sinnsprüche wie »Nothing without labour«, »Never dispair«, »I live and die for those I love« und auf dem Rücken fanden sich die Zeichen für Glaube–Liebe–Hoffnung. Alles in allem an die 400 Einzelmotive, selbst die Zehen waren noch mit Sternchen und Kreuzchen verziert. Acht Jahre soll die Arbeit daran gedauert haben. Prof. Dr. Joh. Ranke, der La Belle Irene der anthropologischen Gesellschaft in München vorführte, fand die »in roter und blauer Farbe ausgeführten Zeichen (...) künstlerisch vollendet. (...) Die Haut des hübschen Fräuleins glänzt und fühlt sich wie Samt an; die Nacktheit erscheint aufgehoben...«[16] Und in der Berliner Anthropologischen Gesellschaft, wo man sie ein paar Monate zuvor gezeigt hatte, meinte man auch, daß sie »wirklich sehr kunstvoll an allen sichtbaren Körperteilen tätowiert« sei, und schien nur ihre Zurückhaltung zu bedauern: »Allerdings zeigt sie nur die bloßen Arme, den Hals, die Schultern und die Beine bis etwas oberhalb der Knie, da sie bei der Schaustellung eine Art Tänzerinnen-Kleidung anlegt...«[17]
La Belle Irene war meines Wissens die letzte gewerbsmäßig Tätowierte, die eine Vorstellung vor wissenschaftlichem Publikum – immerhin ein guter Reklametrick – erreichen konnte. Schon bei ihrer Vorstellung hatte es Unmut gegeben:

»Hr. Neuhauss«, heißt es in den Verhandlungen der Berliner Anthropologischen Gesellschaft, »bemerkt in bezug auf die Tätowierte, daß man in allen Städten der nordamerikanischen Union von New York bis San Francisco, in jedem der zahlreichen, kleinen Dime-Museen neben lebenden und in Wachs nachgebildeten Nordpolfahrern, Idioten, Kälbern mit 5 Beinen, scheckigen Negern, Riesen, Zwergen, Skelettmenschen und Albinos auch vom Scheitel bis zur Zehe tätowierte Männlein und Fräulein zu sehen bekommt. Immer wird dabei eine gräßliche Entführungsgeschichte durch Indianer zum besten gegeben... Man findet neben erbärmlichen Stümpereien Bilder von ausgezeichneter Schönheit. Redner erinnert sich, auf dem breiten Rücken einer jungen Blondine die bekannte Madonna von Murillo in vollendet künstlerischer Ausführung gesehen zu haben. Die Tätowierung der Irene steht hinter derjenigen vieler Genossinnen weit zurück...«[18]

In der Tat, in Amerika waren die Tätowierten längst keine Seltenheit mehr, aber immer noch recht beliebt beim Publikum. Zu den Berühmtheiten gehörten hier etwa Miss Stella, Lady Pictura, Mr. and Mrs. Williams, Calavan (der gelegentlich auch inspirierte Zuschauer tätowierte), Mellivan und Maud Arizona. Um 1900 trat Frank Howard (gest. um 1920) bei Barnum & Bailey auf, und zwar haargenau mit der gleichen Geschichte wie sein Vorgänger John Hayes. Seine Schwester Annie Howard, die sich mit ihm zeigte, war allerdings von den bekannten Wilden in der Südsee tätowiert worden. Tatsächlich hatte sie so wenig Schiffbruch im Stillen Ozean erlitten, wie ihr Bruder

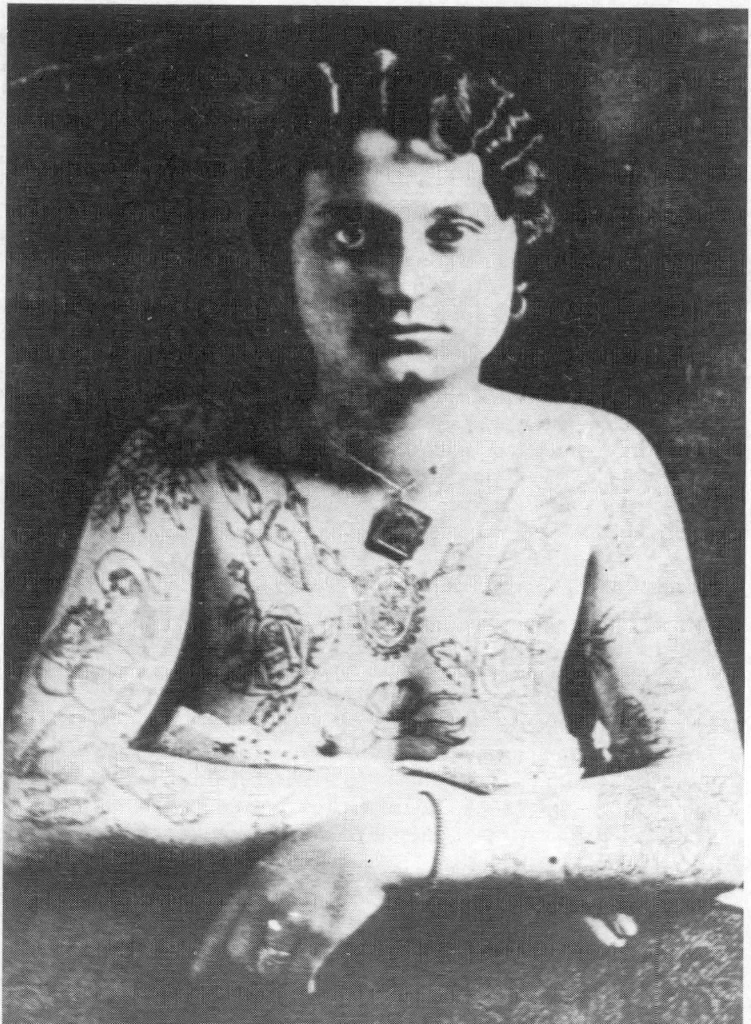

23. *Mia Vera*

Trommeljunge bei den Nordstaatlern war. Ihre Tätowierungen stammten von O'Reilley und von ihrem Bruder, der selbst von Steve Lee und dem Deutsch-Amerikaner Hildebrandt verziert worden war. Zusammen mit den Geschwistern Howard trat May Brooks bei Barnum & Bailey auf.[19]
Zunächst scheinen recht ansehnliche Gagen im Tattoo-Business gezahlt worden zu sein; 100 bis 200 $ die Woche waren die Regel. Doch bald genügte es nicht mehr, nur tätowiert zu sein. Barnum – wie immer die Nase im Geschäft voraus! – ließ bereits Mitte der 1880er Jahre Zwerge, Fat Ladies, Ringer und Schwertschlucker in seiner Sideshow auftreten, die tätowiert waren; ab 1890 traten dann verstärkt tätowierte Indianer auf, die nebenher als Zauberkünstler, Gedankenleser, Jongleure o. ä. arbeiten mußten, weil das Spektakel ihrer Haut allein die Kuriosität der Zuschauer nicht mehr reizen konnte; so trat z. B. 1900 in ›Austin and Stone's Museum‹ ein weißer Jongleur mit seiner indianischen Squaw als Assistentin auf, sie war »tattooed with many genuine tattoo designs«, »best North American Indian work ever achieved«, wie es auf den Plakaten hieß. Auch sie hatte einen weißen Tätowierer konsultiert. Bereits 1880 sollen ganze tätowierte Familien aufgetreten sein, Vater, Mutter, Kinder – und Haustiere: eine dieser Familien z. B. brachte eine tätowierte Dänische Dogge als besondere Attraktion mit. Ein gewisser Captain Burt Thomson versuchte das zu imitieren, indem er ein Schoßhündchen für seine Show auf Coney Island tätowieren ließ, das ihm allerdings bereits nach der ersten Vorstellung geklaut wurde. – Das Publikum hielt sich statt dessen an einer gleichzeitig in einer anderen Bude gezeigten tätowierten Kuh schadlos.[20]
Derartige »Auswüchse« hat es m. W. in Deutschland, das etwa 10 bis 15 Jahre hinter dem amerikanischen Boom hinterherhinkte, nie gegeben. Auf La Belle Irene folgten unzählige andere: Ruth-Sylvia, Surita, die Engländerin Annie Frank, Marie Theissen (»die Perle vom Rhein«), Alwanda, Wallona Aritta, La Bella Wilhelma, Creola, Jenny, Angelika, Mia Vera, Bella Angora, Ruth Sylvia usw. usw.[21] Grundsätzlich legten sich die Damen die klingendsten Namen zu, das gehörte dazu wie die abenteuerliche Biographie oder die unglaublichen Werbetexte, die sie auf ihre Schlepperkarten drucken ließen. Auf der von Dyita Salome z. B. las man:

»Salome / genannt das blaue Weib / die einzig dastehende in 14 Farben tätowierte / *Orientalische Schönheit* / der Körper Salomes repräsentiert einen Wert von / *30000 Mark* / wurde preisgekrönt in Berlin, Wien, Paris, London, New York, Petersburg usw. / *10000 Mark Belohnung* / zahlt Salome demjenigen, der eine derartige Farbenpracht schon auf einem Körper gesehen hat.«[22]

Zu den berühmteren Tätowierten gehörte das Ehepaar Frank de Burgh und Frau, das 1890/91 nach La Belle Irene in Castan's Panopticon

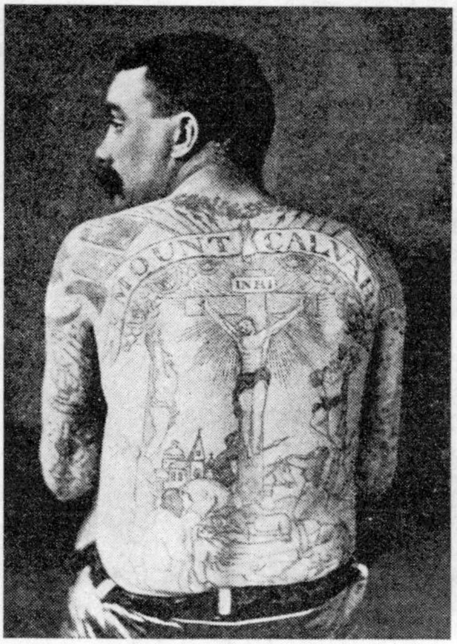

24. Frank de Burgh

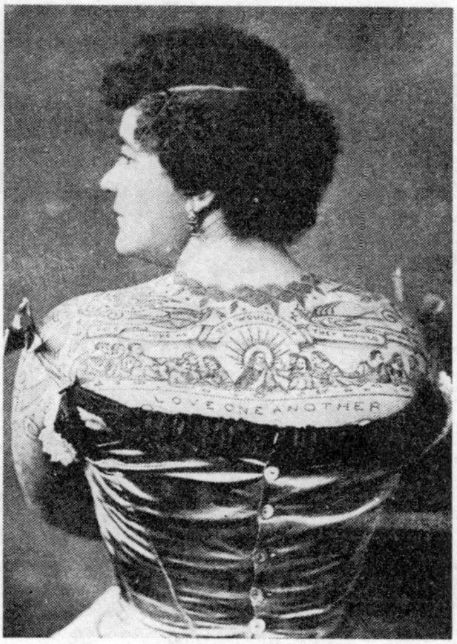

25. Emma de Burgh

auftrat, später auch in Frankreich zu sehen war, im allgemeinen aber mit Barnum & Bailey reiste. Auf der »mächtig gewölbten Brust« des Mannes sah man Emma de Burgh in ruhender Stellung, darüber die Worte »Forget me not«, umgeben von Früchten, Blumen und Tierbildern; auf dem linken Arm trug Frank de Burgh einen Matrosenkopf, rechts den Kopf einer Dame mit Hut, von der Hüfte bis zu den Füßen eine Fülle von Arabesken in »indianischer Manier«. Emma de Burgh, die, wie sie sagte, sich aus Liebe zu ihrem Mann habe tätowieren lassen, konnte insgesamt 250 Einzelbilder vorzeigen; auf dem Busenansatz prangte der Name ihres Mannes. Beide waren, wie viele der amerikanischen Schausteller, von O'Reilley verziert worden; ihre Rückenbilder aber stammten angeblich von dem Japaner Hori Chyo aus Tokio, dem »Kaiser« unter den zahlreichen »Königen« der Tätowierer; er zeigte, gobelinartig, in matten Farben, eine Kreuzigungsszene, »Mount Calvary«, sie das »Abendmahl« nach Leonardo da Vinci.[23]
Tätowierte Ehepaare scheinen auf das Publikum einen ganz eigenen Reiz ausgeübt zu haben; die de Burghs hatten zahlreiche Nachfolger; in Deutschland waren das z. B. der aus Erfurt stammende Carlo und seine Frau Anita. 1926 war unter dem Titel »La Bête Inconnue« ein häßliches Monster annonciert, das sich bei näherem Hinsehen als ein alter tätowierter Körper herausstellte, der der ehemals Triumphe feiernden Rivalli gehörte; um 1900 trat sie zusammen mit ihrem Gatten auf, der

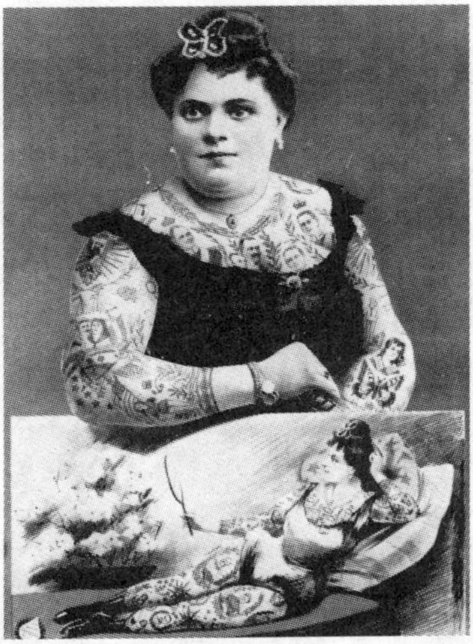

26. *Unbekannte Tätowierte (Plakat)*

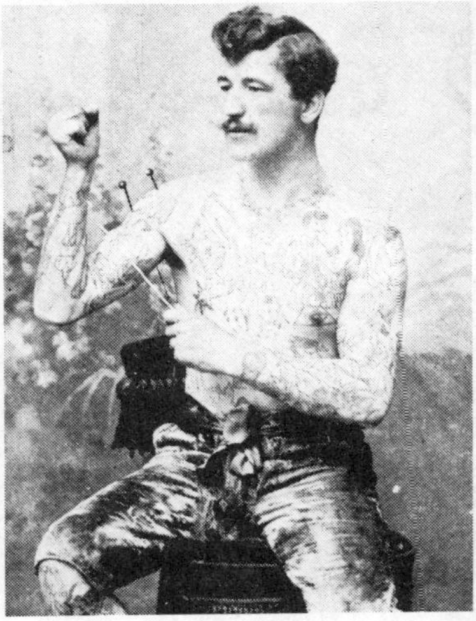

27. *Fakir Hugo Schmidt*

sich als Zauberkünstler produzierte. Die Amerikanerin Mildred Hull, die sich angeblich selbst tätowiert hatte, beging 1946 Selbstmord, um einem solchen Schicksal zu entgehen.[24]

Selbstverständlich hat es auch tätowierte Männer gegeben, die sich zur Schau stellten. Nur waren sie rarer als Frauen, weil sie nicht von vornherein auf die wohlwollende Schaulust des Publikums rechnen konnten. Auffällig viele Tschechen waren unter den tätowierten Männern, die hauptberuflich meist als Fakire, Feuerschlucker oder Kraftakrobaten arbeiteten: Roustan, Ramses und Don Manuelo, »der wirklich kunstvoll besttätowierte Mann in prächtigen Farbtönen. Diese Anmut, Künstlerschaft und Grazie.«[25]

»Schaubudenmenschen«, schrieb Hugo Ernest Luedecke 1907 in einem »Erotische Tätowierungen« betitelten Aufsatz der *Anthropophyteia* (einer Sexualkundlichen Zeitschrift, nur im Abonnement und nur von Gelehrten erwerbbar), eine »Welt, die sich aus Verkommenen, Reklamateuren, Tätowierten und Fakiren (Leuten ›bei denen kein Blut kommt‹, d.h. die ein durch die Muskulatur gestoßenes Instrument so schnell und geschickt herauszuziehen wissen, daß kein Blut fließt)« zusammensetzt. »Gewesene Zuhälter sind hier nichts Seltenes. Das sind die ›vigelanten‹ Kerls, stramme, muskulöse Männer, libidinös und potent, gerieben und vor nichts erschrocken. Viele, die sich aus Vorliebe haben tätowieren lassen, erwerben dann mit dieser Attraktion ihren gesamten Lebensunterhalt.«[26] Hugo Ernest Luedecke war ganz offenbar sehr angetan von William, dem Fakir Hugo Schmidt, dem Matrosen Mr. Line und von Frank Marwood:

»Das ist ja das Elend moderner Kultur, daß durch sie die Instinkte verkümmern, die doch die Wurzeln allen Lebens sind. Unsere Dichter zwitschern Liebesgedichte, d. h. sie treiben Gehirnonanie, statt ein starkes Leben des Leibes zu führen; unsere jungen Damen geben auf Bällen usw. öffentlich ihre Brüste preis, ohne doch den Mut zu einer selbstsicheren, freien Preisgabe zu haben. Dieser Halbheit wenigstens sind die Kreise entrückt, in denen Tätowierung herrscht. Stark in ihren Instinkten, erkennen sie kein Vernunftgesetz an; Gewalt und Rohheit ist ihre ›Liebe‹, deren Genuß durch Alkohol seine Weihe erhalten hat; und ihre Mädchen? Sie verspotten das ›Feine‹, das ›Gebildete‹, sie zehren diese Besitzenden bis auf den letzten Lebenstropfen aus und beschenken sie zur Erinnerung an sie mit der Lustseuche; sie ›die goldschillernden Fliegen, die in die Paläste der Reichen dringen‹ (Zola), können aber auch lieben. Mit dem Instinkt lieben sie: das Brutale, Gemeine, Starke. Instinkt begegnet Instinkt.«[27]

Die große Zeit der Tätowierten war in Deutschland die Zeit vor dem Ersten Weltkrieg. Die zahlreichen Anzeigen im Fachblatt *Der Impressario* belegen das.[28]

»*Es ist Mode!*«, schrieb L. Stieda 1911, es »lassen sich viele Leute tätowieren, um dadurch ihren Erwerb zu suchen. Auf allen Jahrmärkten und Ausstellungen, so auch auf dem Münchner Oktoberfest können wir tätowierte weibliche Personen sehen. Sie haben sich der Qual der mit der Tätowierung verbundenen Schmerzen unterworfen, um später ihren Körper gegen Geld zu zeigen. Man bekommt gewöhnlich nur die Arme und Beine, höchstens den Hals zu sehen – ich zweifle nicht, daß bei solchen Frauen auch Rücken und Bauch tätowiert sind, aber man bekommt die bedeckten Stellen nicht zu sehen, denn die Polizei erlaubt es nicht! Die tätowierten Bilder sind sehr verschieden. Oft ist der ganze Körper, soweit er gezeigt wird, mit Porträts bedeckt: Kaiser, Könige, Musiker; allerlei Wappen, Blumen sind sichtbar. Meist alles sehr schön in bunten Farben. Hier hat das Tätowieren doch einen sicheren reellen Wert: den Gelderwerb. Aber es sind nicht allein Weiber, die sich tätowieren lassen; auch tätowierte Männer ziehen durch Stadt und Land. Es soll in London eine Anstalt geben, wo gegen ziemlich hohe Bezahlung diejenigen Personen, die danach Verlangen tragen, auf Bestellung tätowiert werden.«[29]

Es waren keine rechten Beschreibungen aufzutreiben, denen zu entnehmen gewesen wäre, wie die Schaustellung von Tätowierten vor sich ging. Was machten sie; womit unterhielten sie ihr Publikum? Zeigten sich sich bloß, stellten sie Posen? Tanzten sie, sangen sie? Oder erzählten sie nur ihre tragische Lebensgeschichte; alle dieselbe und immer wieder die gleiche? Oder boten sie auch mal etwas Originelleres, wie Celly d'Astra? Hugo Schmidt z. B. produzierte sich als Fakir; Anetta Nerona, die mit Berühmtheiten wie Goethe, Schiller, Bismarck, Wilhelm II. und Richard Wagner tätowiert war, arbeitete als Zauberin, Athletin, Schlangenbändigerin und Musikvirtuosin. Etwas ähnliches, vielleicht Ringkämpferin oder Athletin, war Sabella Anita, die sich als das »Blaue Weib, jüngste und bestreisendste Tätowierte der Jetztzeit«

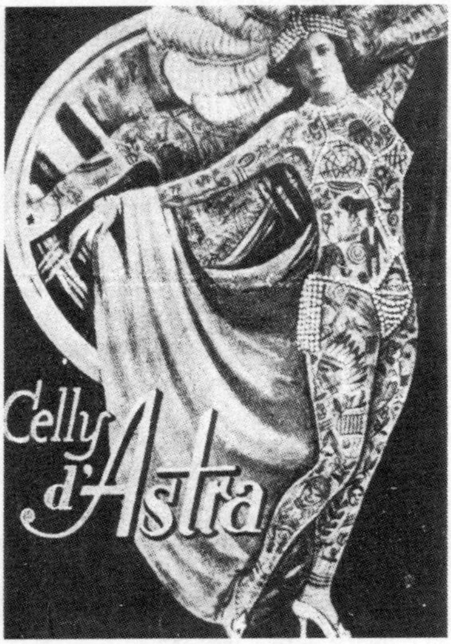

28. *Celly d'Astra*

Celly d' Astra

Die besttätowierte Dame der Welt

Mein Lebenslauf

Wurde als Kind ehrbarer Eltern in Berlin geboren. Mit 16 Jahren lernte ich einen Mann kennen. Er hat seine Befriedigung darin gefunden, mich durch Suggestion seinem Willen gefügig zu machen um sich dann an meinen Schmerzen zu berauschen.

Jahre qualvollen Martertums waren für mich notwendig, um den furchtbaren Schmerzen standzuhalten Unter Aufbietung großer Willenskraft entstand nach und nach ein Bild nach dem andern auf meinem Körper Millionen von Nadelstichen waren dafür notwendig, um meinen Körper in ein lebendes Gemälce zu verwandeln Nunmehr brauchte er mich nicht mehr. Als nun mein Körper vollständig mit Bildern bedeckt war, faßte ich den Mut, mich der Öffentlichkeit zur Schau zu stellen. So begann meine Tournee zuerst in Deutschland. Da ich großen Erfolg hatte und als beste tätowierte Dame anerkannt bin, erhielt ich viele Angebote nach dem Ausland So bereiste ich Amerika, England, Italien, Schweiz, Dänemark, Schweden, Holland, Belgien usw.

Auf meinem Körper sind 165 Bilder eingestochen, dadurch gleiche ich einem bunten Schmetterling. Auf meinem Rücken befindet sich eine Wüstenlandschaft—Elefantenjagd, auf meinem verlängerten Rückgrat ein Schreckensmotiv Zirkus Busch, auf der Magengegend Anbetung der Venus. Meine Büste umrangt ein Spinngewebe.

Erst war ich in meinem Leben unglücklich, habe mich aber mit den Jahren mit meinem Schicksal abgefunden.

Celly d' Astra

29. *Aus einem Werbeprospekt von Celly d'Astra*

plakatieren ließ. Die weniger professionell Tätowierte arbeitete sicher gelegentlich, wie auch die Bartfrau, oder die weniger gewichtige Fat Lady, als Kellnerin oder Animierdame im Tingel-Tangel und ging so verkappt der Prostitution nach.

Da die Damen sich weitgehend entkleiden mußten, um ihre künstlerischen Körper zu zeigen, wird es sich wohl in den meisten Fällen – zumindest ansatzweise – um so etwas wie Erotikshow, eine Vorform des Striptease gehandelt haben. Sylvia zumindest scheint ihrem Publikum einen Schleiertanz geboten zu haben, bei dem es knisterte. – Die Illustrationen, die den vorliegenden Text begleiten, sind Wiedergaben von Plakaten, Souvenir- und Schlepperpostkarten, auf denen es recht züchtig zugeht, um der Polizei keinen Anlaß zum Einschreiten und zur Beschlagnahme zu geben. Die Arbeitsbedingungen waren schon schwer genug in den Jahren bis zum Ersten Weltkrieg, in denen es sich die örtlichen Sittlichkeitsvereine besonders angelegen sein ließen, die Jahrmarktsbuden inkognito zu inspizieren; überall witterten sie Mädchenhandel und Prostitution. – So fängt »Suleika, die wundersam Tätowierte«, ein Gemälde von Otto Dix aus dem Jahr 1920, besser als alle Photo-Dokumente die Stimmung ein, die mit der Zurschaustellung tätowierter Frauen zumindest intendiert war: Orient und Harem. – Ein Makart war teurer.

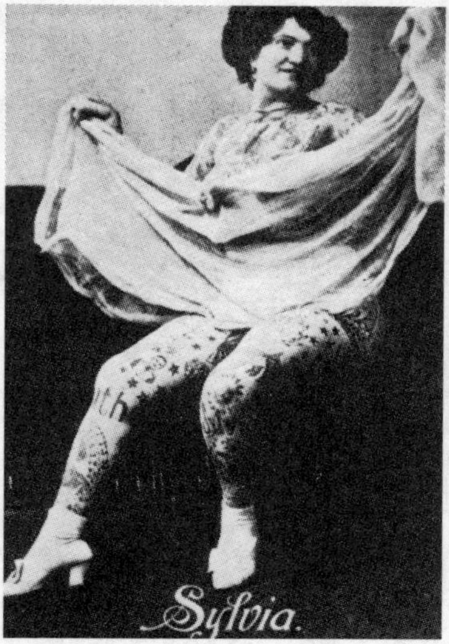

30. *Sylvia*

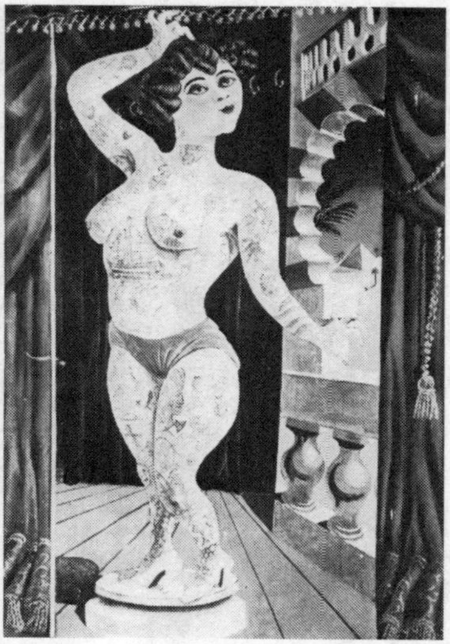

31. *Otto Dix: Suleika, die wundersam Tätowierte (1920)*

Der Dadaist Hugo Ball hat 1915 in Zürich die Vorstellung von »Nandl, der feschen Tirolerin« besucht, die sich auf ihrer Reklamekarte, trotz hochgeschlagenen Kleides, eher züchtig und mit niedergeschlagenen Augen präsentiert; in sein Tagebuch notierte er:

»Die tätowierte Dame heißt Frau Koritzky und nennt sich Nandl. Sie hat ein Kabinett in einer Bierwirtschaft, aus der sie die Gäste zu sich herübernötigt. Man zahlt 30 Centimes, Artisten frei. Sie entblößt die Brust, die Arme und die Oberschenkel (Sittlichkeit ausgeschlossen, die Kunst hält das Gleichgewicht) und ist dann über und über mit Porträts, Seerosen, Blumenranken und Blattgewinden bedeckt. Der Gatte spielt Zither dazu. Das Gesäß bedecken 2 Schmetterlingsflügel. Das ist zart und zeugt für ästhetische Norm. Irgendwo las ich einmal von einer indischen Tätowierten, die sich die Namen ihrer Liebhaber in die Haut punktieren ließ. Das ist hier nicht der Fall. Nandl bietet in ihren Porträtmedaillons eher einen Kursus in der deutschen Musik- und Literaturgeschichte. Es betrifft die Bildung, nicht die Erotik... Die blauen Samtfiguren im Fleisch sind nicht unschön und gewähren ein primitives Vergnügen...«[30]

»Es betrifft die Bildung, nicht die Erotik...« präziser läßt sich das Elend der europäischen Tätowierungsmotivik nicht beschreiben. Der Druck des diffamierenden Diskurses zwang zur Sublimation...

Hugo Ball war übrigens faszinierter als er sich eingestand; mehrfach kommt er in seinen Eintragungen auf die Tätowierung zurück: »Ob ein Baum wohl rascher blühen würde, wenn man ihn geisselte? Ob man mit

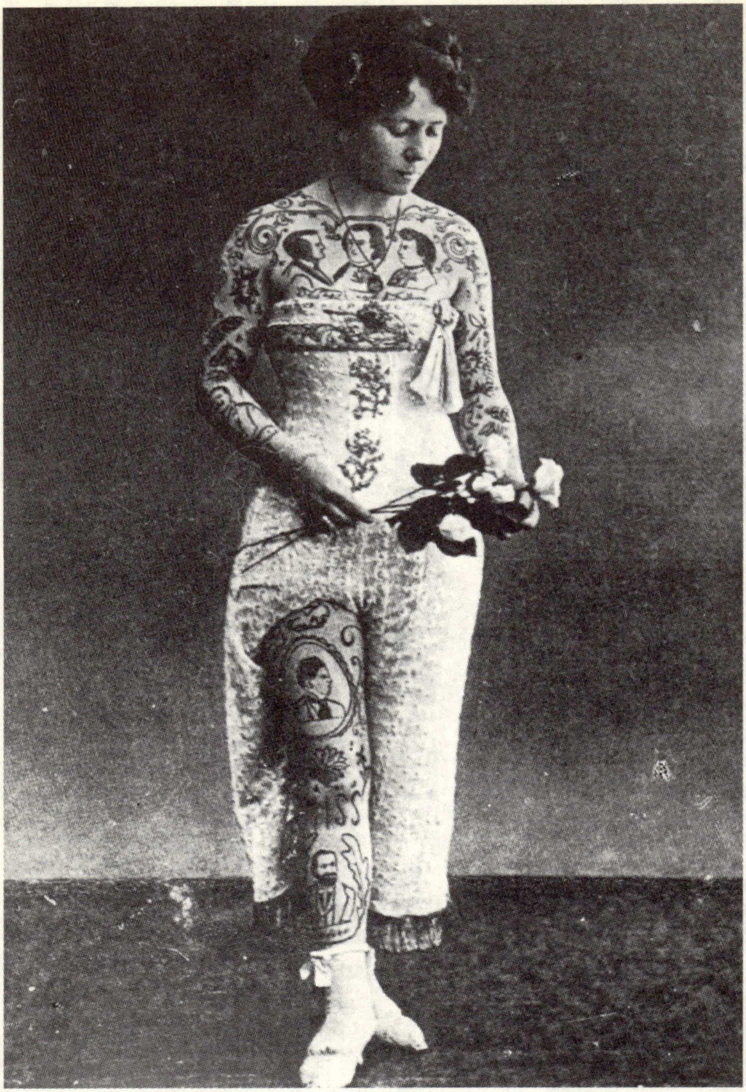

32. Nandl, die fesche Tirolerin

diesem Verfahren vertrocknete Zweige wieder beleben könnte?«[31] (Es schließt sich das als Motto zu diesem Kapitel zitierte Gedicht an). Oder: »Wenn sich die Dichter ihre Verse, oder auch nur ihre Urbilder ins eigene Fleisch schneiden müßten, würde wohl weniger produziert werden. Andererseits würden sie den ursprünglichen Sinn der Publikation als eine Form der Selbstentblößung weniger umgehen können. (...) Item: man sollte darauf achten, ob Bücher geklext oder tätowiert sind. Und ob die Schönheit an den Kleidern hängt oder im Fleische brennt.«[32]

Um dieser seltsamen (und schwer vom Betrachter vor sich selbst zu rechtfertigenden) Faszination, die von den tätowierten Leibern ausging, Herr zu werden, erließ man – zumal in Deutschland – Verordnungen und Verbote. So schritt z. B. 1911, einer Meldung der *Leipziger Rundschau* zufolge, die Polizei ein und verbot die Schaustellung einer vollständig tätowierten Dame.[33] Und mit dem ›Brachtschen Erlaß‹ von 1932 wurde das öffentliche Auftreten fast bis zum vollständigen Verbot reglementiert. Im *Berliner Tageblatt* las man folgenden Bericht:

»*Das tätowierte Mädchen – Bracht-Erlaß stellt eine Attraktion kalt.*

Fräulein N. war mit einer Varietétruppe nach Ägypten gezogen, um die Bewohner von Kairo und Alexandrien durch den ungehinderten Anblick ihres vollkommen tätowierten Körpers zu erfreuen. Auch der Führer der Truppe hatte ungewöhnliches zu bieten, denn er lebte teils aus Veranlagung, teils aus Geschäftsrücksichten in weiblicher Kleidung, die reizvoll mit seiner männlichen Stimme kontrastierte. Von diesen beiden Attraktionen versprach sich Hassan, ein betriebsamer afrikanischer Restaurateur, ein glänzendes Geschäft. Aus unerklärlichen Gründen brannte in Kairo eines Tages der ganze Schaubudenzauber ab, der Zauberspiegel, die Apparate der schwebenden Jungfrau und die Beleuchtungseffekte für Fräulein N.'s bebilderte Haut wurden restlos vernichtet. Der mannweibliche Unternehmer und Fräulein N. mußten sich vor der Zeit nach Europa einschiffen. Sie hofften, daß die Heimat nach wie vor Verständnis für die besonderen Reize eines tätowierten Mädchens aufbringen würde. Sie hatten nicht damit gerechnet, daß inzwischen in Deutschland eine neue Sittlichkeit ausgebrochen war, die ihr Gewerbe zu zerstören droht...«[34]

Die Existenz von Fräulein N. war ruiniert; die schönsten Bilder ihres Hautschmucks saßen auf den Körperteilen, die vor Publikum zu enthüllen der Brachtsche Erlaß ihr von nun an strikt untersagte.

Ein Jahr später, 1933, suchte, ganz offenbar in Verkennung der Tatsache, daß in Deutschland inzwischen andere Zeiten angebrochen waren, per Inserat in einer Leipziger Zeitung, Fröken Ingeborg aus Dänemark, der »Stern des Nordens«, die »preisgekrönte besttätowierte Dame mit hübscher Tochter für Parade« ein Engagement.[35] Sie wird kaum eines gefunden haben. – Die Nazis säuberten radikaler und nachhaltiger; 1938 las man dazu folgendes:

»Die *Polizei* hat Anweisung erhalten, gegen derartige Auswüchse im Schaustellergewerbe mit aller Schärfe vorzugehen. Diese Maßnahme ist durchaus zu begrüßen. Schaustellungen also, die das gesunde Volksempfinden verletzen oder den Bestrebungen des nationalsozialistischen Staates widersprechen, werden unterbunden. (...) In dem an die Polizei gerichteten Runderlaß ist im einzelnen genau aufgezeichnet, was künftighin als unzulässig angesehen wird. Hierzu gehören einmal Schaustellungen von *ekelerregenden* menschlichen *Abnormitäten* und *erbkranken Krüppeln*, z. B. Fischmenschen, Krebsmenschen, Vogelmenschen, Starrmenschen, Tiermenschen (Heufresser) u. ä. Soweit es der geistige oder körperliche Gesundheitszustand erfordert, ist die Unterbringung der zur Schau gestellten Personen in *Heil- oder Pflegeanstalten* nach hierfür geltenden Vorschriften vorgesehen ...«[36]

Hierunter fielen auch die Tätowierten; die wenigen, die die Säuberungsaktionen überlebten, flüchteten sich ins Ausland, wo die Showfreaks noch immer willkommen waren.

In Frankreich z. B. trat in dieser Zeit noch Ricardo auf, der »lebende Gobelin«. In Amerika z. B. Betty Broadbent; überhaupt kam hier – in guter alter Barnumscher Tradition – kaum ein Zirkus ohne »tattooed Lady« aus.[37] Zwar kündigte sich der Niedergang auch hier an – er hatte damit begonnen, daß ein New Yorker Dime-Museum einen »World Congress of Tattooed Man« veranstaltete, wodurch das Publikum etwas überfüttert wurde – aber Albert Parry konnte um 1930 immerhin noch an die 300 total tätowierte Schausteller in den USA zählen.[38] Zur gleichen Zeit trat in Ostasien, in Tokio und Manila eine Truppe tätowierter Todes(-Motorrad-)Fahrer auf.

Der am schönsten und am konsequentesten tätowierte Schausteller im 20. Jahrhundert war der Zebra Man, der sich im Andenken an den Südseeinsulaner, den Cook nach Europa verschleppt hatte, auch Great Omi nannte. Er trat zwischen den Weltkriegen in England und Amerika als eine der höchstbezahltesten Attraktionen im Schaugeschäft überhaupt auf, u. a. in Ripley's »Believe it or not«-Show, oder zuletzt 1954 auf dem »World Congress of Human Oddities« in London. Bevor er den Traum vom Zebra-Menschen wahrmachte, soll Great Omi Major in der englischen Armee gewesen sein. Aus der Uniform floh er auf den Jahrmarkt. So erzählt es jedenfalls George Burchett, ›King of Tattoists‹, in seinen Memoiren; er war es, der den Schausteller tätowiert hat. Die Prozedur zog sich mit Unterbrechungen über 7 Jahre hin, von 1927 bis 1934, drei Sitzungen pro Woche, in denen nicht mehr als zwei Inches pro Tag tätowiert werden konnten. Die Einstiche, die der Zebra Man im Gesicht und am Kopf erdulden mußte, schätzt Burchett auf 15 Millionen; dazu kommen noch einmal ca. 500 Millionen Einstiche an den übrigen Körperteilen.[39]

Über den Preis, den er für diese Tätowierung verlangt hat, schweigt sich Burchett aus. Für die Gesichtstätowierung des Jakobus van Dyn hat er 100 £ berechnet (und das zu einem Zeitpunkt, als das Pfund noch 12 DM

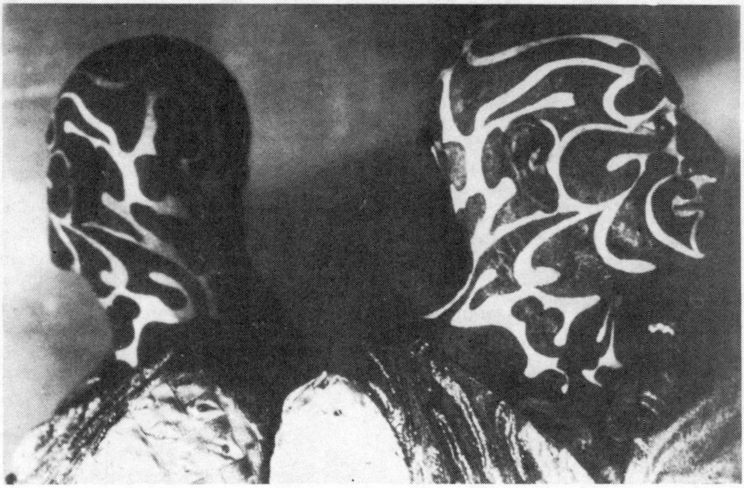

33. Great Omi

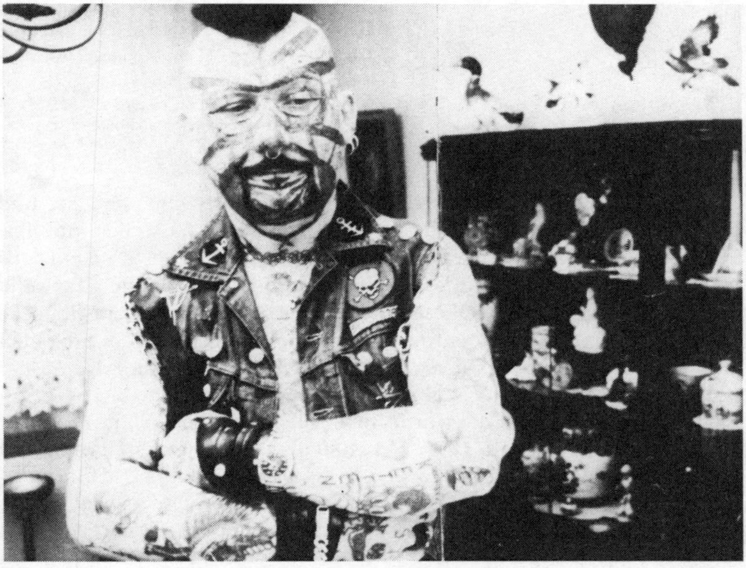

34. Der »Irokese von Bergedorf«

kostete). Wie seine Vorgänger hatte sich auch Jakobus van Dyn, der sich »The worst man in the world« nannte, eine Biographie zurechtgelegt, die den Erwartungen seiner Zuschauer entgegenkam: Er behauptete in allen berühmten Gefängnissen der Welt einschließlich Sing Sing und den Teufelsinseln gesessen zu haben. »I did not take these tales seriously«, meint Burchett dazu, »knowing that he was a decent hardworking chap.«[40]

Einer der ganz wenigen Ganzkörpertätowierten in Deutschland, und der einzige, der es gewagt hat, sich auch im Gesicht tätowieren zu lassen, ist der »Irokese von Bergedorf«, den man gelegentlich auf dem Hamburger Fischmarkt bewundern kann. Die Abbildung zeigt ihn im kleinbürgerlichen Ambiente seiner Wohnung mit Nippesfiguren.[41]

2. Der Tätowierte von Birma. Oder: Auch eine Biographie

> »Die Nacht der Zeit löscht blind und ungerecht das Andenken an die Menschen und läßt selbst jene, die Anspruch auf Ewigkeit hätten, der Vergessenheit anheimfallen ... Ohne das Buch vom Ewigen Leben bliebe der erste Mensch so unbekannt wie der letzte und das lange Leben Methusalems wäre seine einzige Chronik gewesen.«
>
> Sir Thomas Brown, *Hydriotophia* (so zitiert von Eric Ambler in seinem Kriminalroman *Die Maske des Dimitrios*)[42]

Der berühmteste Tätowierte des 19. Jahrhunderts, der schönste und geheimnisvollste, das Vorbild für alle späteren Schausteller, die ihre Haut zu Jahrmarkte trugen, dürfte aber der Grieche Alexandrinos gewesen sein, alias der Türke Kapitän Georgi, der sich auch Tsawella nannte und behauptete Suliote zu sein, d. h. ein gräzisierter Albanese von Suli (Epirus) – oder, wie es romantischer klingt: einer jener wilden verwegenen Männer aus den rauhen Bergen des Balkan. Als »Homo notis compunctus« ging der »Tätowierte von Birma«, wie er in Deutschland meist genannt wurde, in die medizinische Fachliteratur ein. In Amerika trat er 1870, 1876 und 1880 als Captain Constantenus, der Prince C., »The Turk«, oder »The living picture gallery« in Barnums »Great Travelling World's Fair« auf, wo er 1000 Dollar die Woche verdiente und einen eigenen »Lecturer« hatte, der seinen Vortrag meist mit den Worten begann: »And this wild tattooed man is always much admired by all the ladies«.[43]

In der Zwischenzeit trat Georg(ius) Constantin (wie er vielleicht wirklich hieß, es ist der am wenigsten abenteuerliche Name) auch in Europa, auch in Deutschland auf, wo er nicht nur Sensation beim Publikum machte, sondern auch das Aufsehen der medizinischen und ethnologischen Fachwelt erregte, von der er mehrfach, u. a. von solchen Kapazitäten wie Virchow oder Bastian, untersucht worden ist. Der Breslauer Dermatologe H. Köbner stellte ihn z. B. der »Schlesischen Gesellschaft für Vaterländische Kultur« vor; man sah ihn auf der 45. Versammlung Deutscher Naturforscher und Ärzte in Stuttgart, in der Wiener Anthropologischen Gesellschaft, der »Gesellschaft der Ärzte« und im »Ärztlichen Verein« in Wien, wo Dr. Kaposi ihn 1870 zum erstenmal befragte, untersuchte und beschrieb sowie eine interdisziplinäre Beschäftigung mit dem »Tätowierten von Birma« anregte:

»Ungleich weniger Lernmaterial bietet der Fall für die Medizin als vielmehr für *Ethnographie, Linguistik, Artistik* und vielleicht auch *Archaeologie.* Es gibt hier eine ganze Reihe von Fragen zu beantworten, die wir nicht erst aufzählen wollen, weil sie in dem Beschauer des Objektes selber auftauchen. Aber sie können eben nur mit Hilfe der genannten Wissenschaften gelöst werden. Darum wäre es wünschenswert, daß ausgezeichnete Männer dieser Fächer sich mit Anatomen, Zoologen, Dermatologen und Chirurgen zu einem Komitee vereinen, welches sich die *Haut* dieses Mannes zum Gegenstande einer naturgeschichtlichen Beschreibung und eines speziellen Studiums macht. Wie dieselbe sich darbietet, ist sie ein *Unicum,* und ein solches soll wissenschaftlich für alle Zeiten fixiert werden. (...) Keinesfalls aber wollen wir, daß der Mann von dannen ziehe, ohne daß die ›Anamnese‹ und der ›Status praesens‹ seines Falles vorher so weit deskriptiv aufgenommen werde, als dies von unserem besonderen Standpunkte eben möglich ist. Der Träger dieses Kunstwerkes kann ja bei der ›catilinarischen Existenz‹, welche er gegenwärtig fristet, auf seinen bevorstehenden Quer- und Streifzügen in Verlust geraten ...«[44]

Auch wenn diese Forderung nicht in vollem Umfang verwirklicht wurde – unter anderem weil sich Kapitän Georgi durch plötzliches Verschwinden immer wieder den Untersuchungen zu entziehen wußte, die beabsichtigten, nun endlich dem Fall ›unter die Haut‹ zu gehen – die *Berliner Anthropologische Gesellschaft* beschäftigte sich mit Tsawella immerhin mehr als 20 Jahre lang immer wieder.[45] So beschrieb ihn Virchow:

»Der tätowierte Albanese war ein mittelgroßer, schön und kräftig gebauter, gut genährter Mann mit- äußerst dunklem Gesichtsteint, schwarzem Vollbart, das Kopfhaar in Flechten um den Scheitel gelegt. Wunderbar war der Anblick seines über und über tätowierten, dem Auge wie dem Gefühl wie mit einem schön gemusterten Trikot bekleideten Körpers. (...) Zur Vollendung der Operation sollen drei Monate bei täglich dreistündiger Arbeit nötig gewesen sein, und in der Tat erscheint diese Angabe nicht unglaubwürdig, denn es ist hier wirklich ein Kunstwerk geleistet. Wenn das letzte Kleidungsstück sinkt, so sieht man vor sich nicht einen gewöhnlichen nackten Körper, sondern man glaubt einen mit einem feinen, eng anliegenden Shawlgewebe bekleideten Menschen zu erblicken. Das Schamgefühl wird durch den Anblick in keiner Weise erregt. (...)

Die Tätowierung (erstreckte) sich über den ganzen Körper mit Ausnahme der Nase, der hinteren Fläche des Penis und der Fußsohlen. (... Sie ist) zum größten Teil schwarzblau und nur an einzelnen Stellen rot (...) und offenbar nach einem sehr sorgfältig überlegten Plane oder einer Vorzeichnung ausgeführt. (...) Sie zeigt zahlreiche Tierfiguren, von denen manche einen mehr mystischen Charakter haben, Waffen, Blumen u.s.w.; an einigen Stellen sind regelmäßige Abschnitte mit Schriftzeichen. Letzteres ist namentlich in der Hohlhand der Fall. Nirgends hat die Haut durch die Veränderung einen erkennbaren Schaden erlitten, im Gegentheil, sie ist so weich und faßt sich so zart an, wie eine sorgfältig kultivierte weibliche Haut.«[46]

Hier bricht unter der medizinischen Beschreibung die erotische Faszination durch; ganz augenscheinlich konnte sich Virchow, trotz aller Vorbehalte, dem Reiz dieses bunten Körpers nicht entziehen. Wie ihm ging es auch anderen. Nur Hebra, der dem »Homo notis compunctus« eine große, farbig lithographierte Tafel in seinem *Atlas der Hautkrankheiten* widmete, war nüchterner:

»... Im Ganzen befinden sich 388 tätowierte Bilder auf seiner Haut, und zwar:

an der Stirne	2
am Halse und Nacken	8
an der Brust bis zum Gürtel	50
am Rücken	37
am Unterleib	52
an den oberen Extremitäten	101
an den unteren Extremitäten	137
am Penis	1
Summe	388«[47]

Auf der Haut von Tsawella waren Löwen, Panther, Leoparden, Tiger, Katzen, Gazellen, Elephanten, Schlangen, Krokodile, Eidechsen, Salamander, Frösche, Muscheln, Schnecken, Adler, Pfauen, Perlhühner, Uhus, Schwäne, Sphinxe mit Kronen, Drachen und mythologische Tiere zu sehen, daneben auch Waffen und andere Gerätschaften sowie zwei halbwegs europäisch aussehende Frauengestalten. Dazwischengestreut waren zinnoberrote birmanische Schriftzeichen; selbst noch durch Haupt- und Barthaar schimmerte die Tätowierung in Form kleiner blauer Sterne.

»Die einzelnen Figuren sind von merkwürdiger künstlerischer Vollendung in der Zeichnung, schwungvoll in den Linien und der Totalausführung. Einzelne sind geradezu plastisch, ›stilisiert‹. Die Flügel der Vögel heben sich vom Körper ab ...«[48]

So vielfältig wie seine ständig wechselnden Nationalitäten und Namen waren auch die Fabeln, die sich Kapitän Georgi für seine Auftritte zurechtgelegt hatte; immer neue schillernde und changierende Biographien entwarf er sich, die immer wieder anders einem staunenden

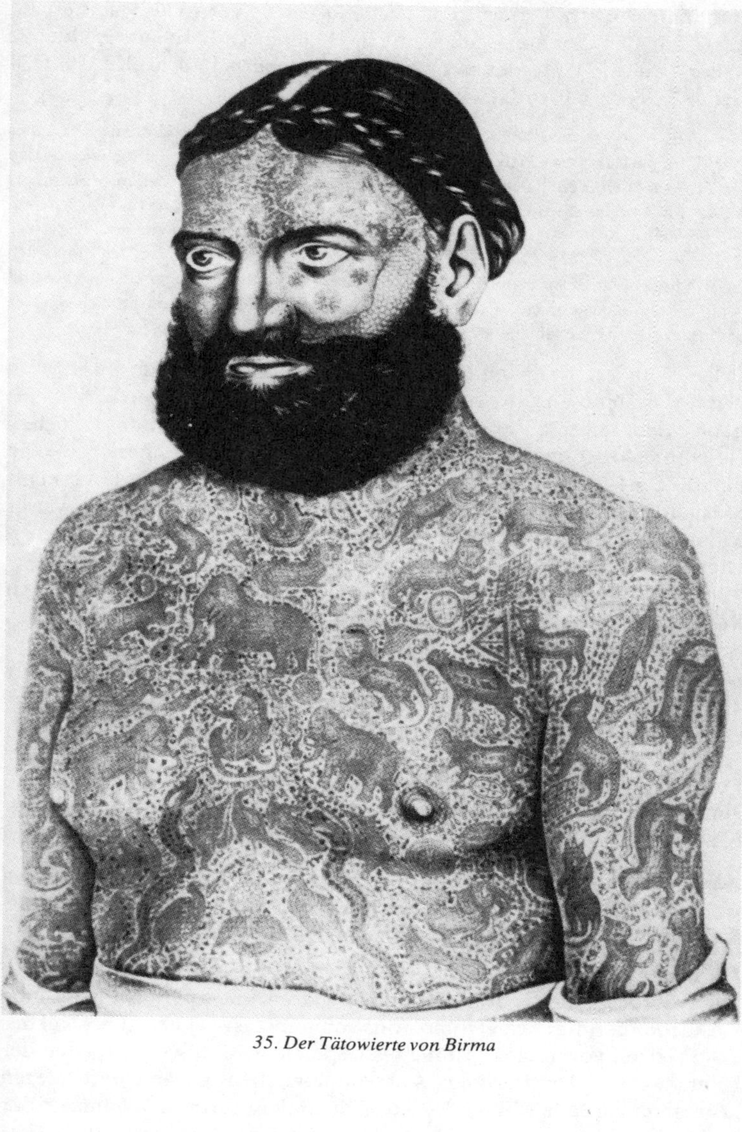

35. Der Tätowierte von Birma

Publikum vorgetragen wurden. Nach der einen Version behauptete er, 1867 mit 11 Gesinnungsgenossen eine Handelsgesellschaft gebildet zu haben, um als Unternehmer von Goldminenarbeiten in der Chinesischen Tartarei seinen Gewinn zu suchen.

»In einem kriegerischen Aufstande dortiger Völkerschaften hätten sie dann als Händler Waffen an die Rebellen geliefert. Nach Niederwerfung der letzteren seien auch sie von den Siegern gefaßt worden. Neun von der Gesellschaft – erzählt er – wurden massakriert, er selbst und zwei andere zur ›Strafe der Tätowierung‹ bestimmt, damit sie für ewige Zeiten ›gezeichnet‹ seien. – Der Eine von den Dreien ist der Qual der Operation, oder einer Krankheit erlegen; der Zweite lebt – erblindet – in Hongkong; er, der Dritte, hat sich durch China bis an einen Hafen des indischen Meeres gerettet, wurde durch ein englisches Schiff nach Manila gebracht, von dort wieder zurück nach Hongkong, und endlich von hier über Suez nach Griechenland.«[49]

In einer anderen Version behauptete er, Kampfgenosse der Franzosen gegen die Chinesen gewesen und von letzteren tätowiert worden zu sein; dann wieder war er Schatzgräber, angezogen vom sprichwörtlichen Reichtum Mogoungs und der umliegenden Gegenden, geriet aber in Hände der kriegerischen Shan, die ihn kurzerhand tätowierten und als Sklaven über die Grenze nach China verkauften. Dann wieder war er Minister eines Radjahs in Mandalay oder Pirat im chinesischen Meer.
Die Geschichte aber, wie er tätowiert wurde, ähnelt sich in allen Versionen: vier starke Männer hielten ihn fest und bedrohten jeden Versuch des Sträubens mit dem Tod, während ein Fünfter, es war immer derselbe, ihn punktierte; jeden Morgen drei Stunden lang, drei Monate. Zum Beweise wies der Suliote das messingne Tätowierinstrument vor und tätowierte wohl auch gelegentlich einem seiner Zuschauer, häufiger einer seiner Zuschauerinnen – gegen ein gewisses Aufgeld, versteht sich – ein kleines Souvenir auf den Unterarm.
Das Publikum war fasziniert; in der *Illustrierten Zeitung* konnte man einen langen Artikel über den »Tätowierten von Birma« lesen, der mit den Worten endete:

»Noch aber stehen wir vor der Zeichenschrift dieses Menschenleibes wie unsere Vorfahren vor den Hieroglyphen standen; diese Zeichnungen und der Mensch, beide sind ungelöste Räthsel, in des Wortes eigenster Bedeutung Bilderrätsel aus Ostasien.«[50]

Dieses Rätsel, die Herkunft Tsawellas, das wahre Alter Constantins, wo und wie Kapitän Georgi seine Tätowierungen erworben hatte, die wirkliche Identität des »Homo notis compunctus« – kurz: der »Fall des Tätowierten von Birma« ist nie bis ins letzte geklärt worden; trotz der Bemühungen der Berliner Anthropologischen Gesellschaft, deren korrespondierende Mitglieder aus allen Teilen Europas, wo immer der Suliote auftauchte und, seine jeweiligen Engagements vorzeitig abbrechend, wieder verschwand, Berichte nach Deutschland sandten:

Dr. Kaposi (1872): »Nach seiner Angabe heißt der Mann George Constantin, ist er 43 Jahre alt, ledig, in Albanien geboren. Er spricht neben seiner Muttersprache (Griechisch), wenn auch inkorrekt, Französisch, Italienisch und Englisch, einige Worte Deutsch; Arabisch und Persisch jedoch sehr geläufig ...«[51]

Adolf Bastian (1872): »(Virchow und ich) haben (...) ihn zweimal gesehen, aber beide Male nur auf wenige Minuten, um ihn absichtlich nicht zu sehr durch Kreuzfragen zu ermüden und dadurch die Gelegenheit für spätere eingehende Examination zu verlieren. Dennoch war unsere Inquisition schon eine zu eingehende gewesen, und sie trug vielleicht dazu bei, seine plötzliche Abreise zu beschleunigen, seitdem er von einer genaueren Bekanntschaft (Bastians, S. O.) mit den Verhältnissen in Mandalay gehört hatte. Es darf daraus nicht auf absichtlichen Betrug geschlossen werden, aber die Vergangenheit solcher Abenteurer ist nicht immer die einfachste, so daß sie eindringenderen Nachforschungen lieber aus dem Wege gehen. Über den birmanischen Charakter der Tätowierung kann kein Zweifel herrsche-n ...«[52]

Hr. Jagor (1880): »Das Individuum, um welches es sich hier handelt, ist in Mandalay wohl bekannt als faules Subjekt, welches sich lange dort herumtrieb und sich endlich tattuiren ließ, um sich in Europa für Geld sehen zu lassen ...«[53]

Wilhelm Joest (1887): »Es möge gestattet sein (...), an dieser Stelle jenes griechischen Schwindlers Erwähnung zu thun, der vor einigen Jahren in Europa und Amerika viel von sich reden machte. Ein Schwindler war er nicht etwa, weil seine Tätowierung unecht gewesen wäre – im Gegenteil, man kann sich kaum einen vollständiger tätowierten Menschen vorstellen, während die Technik allerdings viel zu wünschen übrig ließ –, sondern weil der Mann, dessen Name der wohlverdienten Vergessenheit nicht entzogen werden soll, zu faul zur Arbeit sich für den Rest seines erborgten V2ermögens in Mandalay (Birma) ganz toll und viel toller, wie je ein Birmane, hatte tätowieren lassen, um von nun an als herumreisende Sehenswürdigkeit ein müheloses und sorgenfreies Dasein zu führen. Es ist diesem Menschen durch seine Lügen verschiedentlich gelungen, wissenschaftliche Leute anzuführen. Eine Abbildung desselben in Wachs wird z. B. in dem Präuscherschen Wandermuseum als ›Academische Figur‹ (...) zur Schau gestellt.
(...) Sollte die Haut dieses Menschen jemals auf den Markt kommen, so wird Verf. dieselbe zu erwerben suchen, um sie ausstopfen zu lassen und der Anthropologischen Gesellschaft in Berlin als Geschenk anzubieten.«[54]

Wilhelm Joest (1888): »Während meines jüngsten Aufenthalts in Constantinopel stieß ich zufällig auf die frische Spur eines Mannes, der seiner Zeit in der wissenschaftlichen und Laienwelt großes Aufsehen erregt hat, den ich aber längst tot oder verschollen glaubte, des sogenannten »Tätowierten von Birma«.
(...) Wie ich jetzt in Konstantinopel erfuhr, hat der Mann doch nicht ganz so viel gelogen, wie auch ich früher vermutete. Er heißt wirklich Georg Constantin und zählt heute etwa 70 (nicht 60, wie er sagt) Jahre; er ist aber weder Suliote, noch Albanese, sondern seine Wiege stand in Tatawla, einer an Pera anstoßenden Vorstadt von Konstantinopel, von welcher *Meyer's* neuester Führer durch die Türkei sagt: ›sie besteht aus einem Gemisch schmutziger enger Gäßchen mit elenden Häusern und ist als Wohnort allerhand schlechten Gesindels verrufen‹.
Constantin machte seiner Heimat alle Ehre, er war ein unverbesserlicher Lump und Vagabund. Wenngleich naturalisierter Grieche, wurde er im Jahre 1842 türkischer Soldat und machte als solcher den Krimkrieg mit. Dann trieb er sich wieder in Konstantinopel

herum, bis er Anfang der sechziger Jahre plötzlich von dort verschwand. Den Grund dieses Verschwindens erfuhr ich nicht von Constantins Schwester, die ich nicht ohne Mühe ausfindig machte, und welcher ich diese Mitteilungen verdanke. – Von Hafen zu Hafen bummelnd, gelangte Constantin zu jener Zeit nach Mandalay. Bald darauf beginnt er unter *Barnum's* Leitung als Sehenswürdigkeit durch Ostasien und Nordamerika zu ziehen. Ich selbst sah ihn erst 1876 in New York. Seine Freunde und Verwandten glaubten ihn seit 20 Jahren tot, bis er im vorigen Winter plötzlich wieder in Konstantinopel auftauchte. – Hier war ihm das Schicksal indes wenig hold. – Mit einem amerikanischen Paß versehen, tat Constantin, als ob er weder Griechisch noch Türkisch verstehe; seine Unverfrorenheit ging sogar soweit, daß er, bevor er wieder vaterländischen Boden betreten, schon von Bord aus dem Hausminister des Sultans das Ansinnen stellen ließ, ihn sofort ›als afrikanisches Naturwunder‹ dem Sultan vorzuführen. Kaum aber hatte er den Fuß an Land gesetzt, so wurde er von seinen früheren Genossen, die sich am Landungsplatz herumtrieben, erkannt und trotz allen Sträubens und Protestierens, wobei er sogar seine Schwester und deren Kinder verleugnete, verlacht, verspottet und dermaßen zerzaust – man versuchte z. B. seine Tätowierung mit Bimstein und grüner Seife abzuwaschen –, daß er wiederum nach kaum zwei- oder dreitägigem Aufenthalt spurlos von Konstantinopel verschwand, ohne sich dem Sultan gezeigt zu haben. – Es geht dem armen Teufel übrigens sehr schlecht. Sein ganzes Vermögen bestand aus einem falschen Diamantring und seiner Haut, die er (mir zuvorkommend) bereits verkauft zu haben behauptet. Außerdem soll er jetzt stark hinken und auf einem Auge erblindet sein. Wo und wovon er lebt, wußte niemand zu sagen. In Amerika, wo er früher viel Geld verdiente, ist, (...) wahrscheinlich infolge der Erfolge des ›Birmanen‹ eine ganze Kaste von männlichen und weiblichen tätowierten Individuen entstanden, die heute in keiner Schaubude fehlen und so unserem Griechen auch den amerikanischen Markt verdorben haben werden ...«[55]

Hr. Ornstein (1892): »Es war meinem Gefühle nach nicht eben zeitgemäß, daß die Athener Presse neben der Schilderung der silbernen Jubiläumsfeier unseres Königspaares sich in langatmigen Mitteilungen über die Ankunft eines tätowierten Menschen (...) erging. (...) Der Mann zeigte sich dem Publikum nur zwei Tage hindurch gegen ein Eintrittsgeld von einer halben Drachme; im Laufe des dritten verschwand er plötzlich von der Bildfläche. Meine Absicht, den ersten Andrang der Besucher vorübergehen zu lassen, um denselben bequemer untersuchen zu können, wurde auf diese Weise vereitelt. Sonach habe ich selbst dieses Prachtexemplar von tätowiertem Menschen leider nicht gesehen. (...) Es ist begreiflich, daß das Auftauchen dieses Deus ex machina in den Augen der leicht erregbaren Athenienser für ein Ereignis galt. Am ersten Tag seiner Zurschaustellung war es die seltsame, hierorts noch nicht vorgekommene Tatsache eines über den ganzen Körper, (...) mit bunten und unvertilgbaren Farben bemalten Menschen; am zweiten Tage und später war es das sensationelle Gerücht seiner Abstammung aus einer der angesehensten suliotischen Familien, was überall das Tagesgespräch bildete. (...) Ich sagte, daß der tätowierte Kapitän Georgi am dritten Tage seines Auftretens aus seiner Schaubude verschwand, nachdem er sich als *Demeter Tsawellas,* Sohn des weiland Generals und Kriegsministers Kitsos Tsawellas aus den vierziger Jahren, entpuppt hatte. Diese Auferstehung des angeblichen Sprößlings des Siegers von Klissowa aus dem griechischen Freiheitskampfe von den Toten erregte großes Aufsehen und steht noch fortwährend im Vordergrunde des hauptstädtischen Interesses. Dies erklärt sich aus dem quasi öffentlichen Geheimnis, daß Demeter Tsawellas im Jahre 1844 aus der Kriegsschule in Piraeus einer Meuterei halber ausgewiesen wurde, nach Algier ging und in die dortige

Fremdenlegion eintrat. Von dort gelangte nach einiger Zeit die Nachricht an die Familie Tsawellas, daß derselbe als Legionär vor Constantine gefallen sei. Der ehemalige Kadett blieb sonach 48 Jahre verschollen. – Ich übergehe mehrere nicht hierher gehörige Zwischenfälle und beschränke mich auf die Tatsache, daß es zwischen dem Tätowierten und seiner Schwester, Frau Kalliope Kriezotes, im hiesigen Hôtel de Marseille zu einer sehr bewegten Erkennungsszene gekommen ist, wobei beiderseits Freudentränen vergossen sein sollen. Der Gemahl der Dame, Herr Demeter Kriezotes, der Sohn des gleichnamigen Generals, der als Verschwörer gegen König Otto vor Jahren nach Smyrna flüchten mußte und dort im Exil verstarb, ist Großgrundbesitzer auf Euböa und Kammermitglied. Seine Gattin war nur 5 Jahre alt, als ihr vom Vater verstoßener Bruder sein Glück in Algier versuchte. Weiter unterliegt es keinem Zweifel, daß der jetzt etwa 65 Jahre alte Kapitän Georgi Tsawella vom Dr. St. K. (in Alexandrien) vor 19 Jahren in München und von anderen ehrenwerten Personen vor 13 Jahren in Paris als untätowierter Suliote gesehen wurde. Vor 12 Jahren ist derselbe mit einem jetzt hier lebenden Archimandriten in Kalkutta zusammengetroffen, von wo aus, wie letzterer erzählt, unser Suliot sich in das Innere des Landes begeben hat. Dort will er nach eigenen Mitteilungen in die Dienste eines indischen Rajah getreten sein und sich an einer Empörung gegen denselben beteiligt haben. Das Unternehmen mißlang, die gefangenen Meuterer büßten ihre Verwegenheit mit dem Leben und Kapitän Georgi wurde mit noch vier Mitschuldigen zur Strafe der Tätowierung verurteilt. Er will der einzige von seinen Leidensgenossen sein, der die äußerst schmerzhafte und lebensgefährliche Prozedur glücklich überstanden hat. Auf seinen abenteuerlichen Ausstellungsreisen in Amerika und Europa soll er etwas Französisch und Englisch gelernt und sich ansehnliche Summen Geldes erworben haben, welche in mehreren Staatsbanken deponiert sind. Dem Vernehmen nach soll seine Aussprache des Griechischen den Albanesen verraten.«[56]

Virchow (1892): »Die psychologische Seite des alten Lumpazivagabundus hat am Ende doch noch mehr Interesse, als, trotz aller Kunst derselben, seine Tätowierungen. Wenn es richtig war, wie Hr. *Joest* annahm, daß der Mann 1888 schon 70 Jahre alt war, so würde er zugleich ein Beispiel für die griechische Makrobiotik abgeben können.«[57]

Wilhelm Joest (1893): »Mit außerordentlichem Vergnügen und Interesse habe ich soeben den Bericht von Dr. *Ornstein* über unseren gemeinschaftlichen Freund *Constanti,* bezw. *Constantin* (...) gelesen. – Sollte es sich wirklich um den jetzt einäugigen alten Schwindler handeln, so macht mich dabei nur der Umstand stutzig, daß derselbe am 28. Oktober (...) in Athen war, während ich auf das Bestimmteste weiß, daß er sich bis zum 26. September in Barcelona sehen ließ. Leider traf ich ihn selbst nicht mehr dort, wohl aber waren noch seine Bilder an allen Anschlagsäulen zu sehen. – Wie soll der Mann nun in den 4 oder 6 Wochen, zumal bei den durch die Cholera gänzlich gestörten Schiffsverbindungen von Barcelona nach Athen gelangt sein? Indessen möglich ist das immerhin. – Was nun die köstliche Erkennungsszene zwischen C. und seiner, Freudentränen vergießenden Athener ›Schwester‹ betrifft, so erlaube ich mir, Ihnen noch einmal zu bemerken, daß ich am 15. Mai 1888 in Tatawla (Konstantinopel) in Gesellschaft meines Dragoman Vincente *Gnallo* in dem Hause eines Altersgenossen und genauen Bekannten von *Constantin* mit dessen Schwester zusammengetroffen bin, die mir seine Lebensgeschichte, soweit ihr dieselbe bekannt war, erzählte. Jeden Zweifel an der Echtheit *dieser* Schwester und ihrer Aussagen halte ich für vollkommen ausgeschlossen. – Ich bin darum außerordentlich gespannt auf die weiteren Nachrichten über Madame Kaliope Kriezotes.«[58]

Diese weiteren Nachrichten blieben aus; etwa ab 1892 galt Georgi Constantin als verschollen. 1895 schrieb Saltarino:

»(Der Albanese war) weiter nichts (...) als ein ganz geriebener griechischer Gaukler, der sich von einem birmanischen Kollegen, mit dem er zusammen engagiert war, vollständig tätowieren und dann für Geld sehen ließ. Der Mann erwarb sich in verhältnismäßig kurzer Zeit ein Vermögen und zog sich nach nur wenig Jahren als Privatier in seine Heimat zurück.«[59]

Von Luschan (1922): »... einen Griechen namens Kosti (Konstantin), den ich zuerst vor 50 Jahren in Wien sah. Er war in Birma am ganzen Körper (wirklich am ganzen Körper im weitesten Sinne des Wortes) tatauiert worden und erregte damals durch seine vollendet schöne Tätowierung und nicht minder durch seinen herkulischen Wuchs allgemeine Bewunderung. Ich (...) habe den Eindruck warmer Pracht, der von seiner samtweichen Haut ausging, auch heute noch nicht vergessen. Ich habe den Mann bald aus den Augen verloren und weiß nicht, was mit seiner Haut geschehen ist. Sie wäre bei richtiger Behandlung jedenfalls ein Museumsstück allerersten Ranges geworden ...«[60]

1892, zur gleichen Zeit als Georg Constantin, alias Kapitän Georgi, alias Demeter Tsawellas, alias Alexandrinos, alias Captain Constantenus, genannt Kosti, ›Homo notis compunctus‹, ›the painted Prince‹, ›the living picture gallery‹, ›der Tätowierte von Birma‹, Grieche, Albanese, Türke, Suliote mit amerikanischem Paß, von Beruf Waffenschieber, Goldsucher, Pirat und Gaukler irgendwo im Mittelmeerraum als verschollen gemeldet wurde, sich als reicher Privatier zurückzog, verarmt starb, annoncierte in Wien ein gewisser Félicie. Wer war das? Ein Nachahmer? Oder nur eine neue Maske?

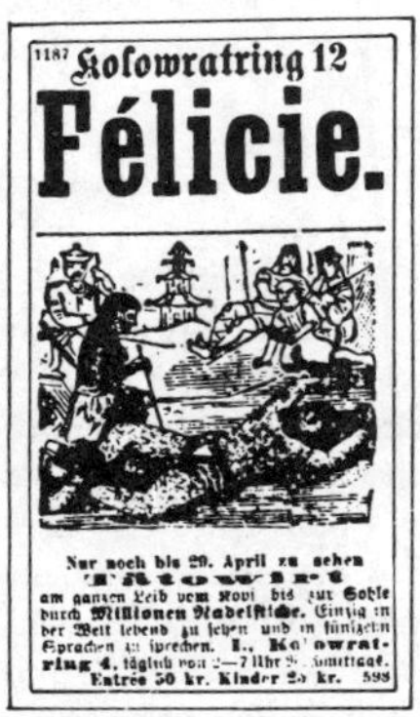
1187 Kolowratring 12
Félicie.
Nur noch bis 29. April zu sehen
am ganzen Leib vom
bis zur Sohle
durch Millionen Nadelstiche. Einzig in
der Welt lebend zu sehen
Sprachen zu sprechen.
ring 4.
Entrée 50 kr.
598

36. Anzeige in einer Wiener Zeitung (1892)

Kapitel VI
In der Strafkolonie

»Es ist noch nicht lange her, da wurde ein Unglücklicher dem Gericht vorgeführt, der auf der Stirn eine sonderbare Tätowierung trug: Kein Glück ...«

Charles Baudelaire (1852)[1]

»... Es ist nicht leicht, die Schrift mit den Augen zu entziffern; unser Mann entziffert sie aber mit seinen Wunden ...... fing auch schon die Maschine zu arbeiten an ... die Nadeln tanzten auf der Haut ... Es war, wie es im Leben gewesen war; kein Zeichen der versprochenen Erlösung ... durch die Stirn ging die Spitze des großen eisernen Stachels ...«

Franz Kafka, Sätze aus *In der Strafkolonie* (1914)[2]

Der stumme Part des Tätowierungsdiskurses, der seinen Höhepunkt im Jahrmarkt fand, hatte seinen Ursprung in der Südsee und bezog seine Energie aus dem unerfüllten Traum eines irdischen Paradieses. – Welches waren die Traditionen des lauten Gegendiskurses? Woher bezog der Haß auf die bunten Bilder auf der Haut seine Legitimität?

Die Geschichte der europäischen Tätowierung ist eng mit der der Brandmarkung verknüpft. Wie in Kapitel I über die Prähistorie gezeigt, hatte der Hautstich vor Cook fast ausschließlich die Funktion der Identifizierung, der Kenntlichmachung. Andere, »positive«, nicht ausgrenzende oder zeichnende Funktionen, wie sie die Tätowierung in intakten Stammesgesellschaften hatte, waren verloren gegangen, bzw. zu unkenntlichen Resten verstümmelt. Die Bedeutungen, die dem Hautstich, wo er vom 12. bis zum 17. Jahrhundert zufällig in den Blick geriet, beigelegt wurden, orientierten sich durchweg an Funktion und Bedeutung der Brandmarkung als Rechtspraxis. So lassen sich auch, im Vergleich, wesentlich häufiger Belege zur Brandmarkung als zur freiwilligen Tätowierung auffinden. Das hat zwei Gründe; zum einen dürfte die Brandmarkung tatsächlich häufiger vorgekommen sein als der freiwillige Hautstich, zum anderen war die Brandmarkung Instrument der Herrschaft, Teil der Sprache der Macht, und als solche fand sie häufiger Eingang in die Akten. Und aus diesen Belegen läßt sich vom Spätmittelalter bis heute eine ununterbrochene Tradition der Einschreibung von Herrschaft in den Körper rekonstruieren, eine *ununterbrochene Tradition,* aber auch eine, die *signifikante Wandlungen* durchmachte.

1. Brandmarken

Als Eigentums- oder Zugehörigkeitszeichen für Sklaven, Vieh und Waren, oder als Strafe für ein Vergehen war die Brandmarkung (bzw. die Zwangstätowierung) bereits im Altertum weit verbreitet.[3] Mit glühend gemachten Eisen, oft schon in Form fertiger Stempel, brannte man Buchstaben, Tierfiguren oder andere Embleme an gut sichtbarer Stelle in den Körper des zu Zeichnenden ein. Dann wurde, um das Zeichen auch nach dem Abheilen der Brandwunde gut kenntlich zu halten, eine schwarze Flüssigkeit hineingerieben. Die Römer, bei denen die Praxis der Brandmarkung wohl am weitesten verbreitet war, nannten das »deformare stigmatum notis«, und mit dem Römischen Recht hat sich die Brandmarkung auch in Mitteleuropa bis weit ins 19. Jahrhundert gehalten.

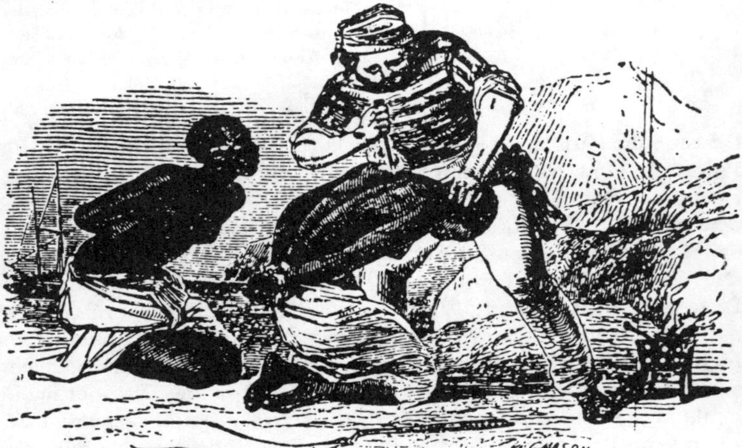

37. »Slave-Branding«

Im Mittelalter hatte das Brandmarken seinen Platz in der Gruppe der leichteren Körperstrafen, die die Diebe, Huren, Fälscher und Falschspieler betrafen. Diese Leibesstrafen an »Haut und Haaren« sollten Schmerz zufügen, entehren und stigmatisieren, aber noch keinen dauerhaften körperlichen Schaden hinterlassen. Scheren, Stäupen, Brandmarken lautete die gradweise Steigerung, wobei das Brandmarken das Bindeglied zwar zwischen den Strafen, die nur Schmerz bereiteten, und denen, die den Körper verstümmelten. Das späte Mittelalter, das wohl die ausgeklügeltsten Techniken entwickelt hatte,

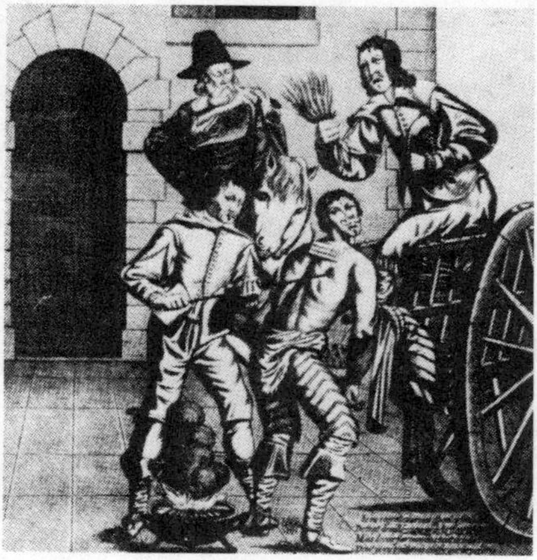

38. Brandmarkung (Frankreich 1637)

um dem Körper Schmerz zuzufügen, wußte auch noch innerhalb des Brandmarkens zu differenzieren. Neben dem Einbrennen kannte man noch das Einkneifen des Zeichens mit einem kalten Eisen (eine schmerzhaftere Technik), sowie – das geht aus zahllosen Quellen hervor – ein Verfahren, das der Tätowierung sehr nahe gekommen sein muß; der in Frage kommende Körperteil wurde mit Nadeln durchstochen und in die Löcher Kohlenstaub hineingerieben. Als »nota infamia« diente die Brandmarkung zur Kenntlichmachung des Verbrechers; man brannte auf die Schulter, die Hand, die Stirne, an den Ohren oder an den Wangen (»durch die Zähne brennen«). Nicht selten ließ sich die Straftat am eingebrannten Zeichen ablesen; Falschspieler trugen eine Narbe in Form eines Würfels im Gesicht, flüchtige Schiffsleute einen Bootshaken, Wilddiebe ein Geweih. Münzfälscher bestrafte man, indem man ihnen ihre glühend gemachten Fälschungen auf die Stirn legte; Totschläger erkannte man an einer menschlichen Figur ohne Kopf, den Sodomiten an einem Hufeisen, den Notzüchter an stilisierten Geschlechtsorganen; Gastwirtschaftsschilder wurden für den Genuß verbotener Getränke eingebrannt. Nach der Vollstreckung prüfte der Scharfrichter das Brandmal, und wenn er mit dem Ergebnis zufrieden war, wandte er sich an den Richter und meldete: »Das Zeichen ist wohl gelungen, Euer Hochwohlgeboren«. Eine Brandmarke richtig und deutlich auf den Körper setzen hieß: »zierlich zeichnen«. »Diese Kunst war wichtig«, schreibt das *Folterlexikon,* »weil die verschiedenen Brandmarken ein Vorstrafenregister darstellten. Ein erfahrener Scharfrichter brauchte den Delinquenten nur zu entkleiden, um zu sehen, mit wem er es zu tun hatte.«[4]

Die jeweilige Intention der Brandmarkung ist nicht immer ganz deutlich; sie schwankt zwischen schmerzhafter Körperstrafe, Folter und dauernder Kenntlichmachung des Verbrechers, die entweder dazu diente, das Gesetz abschreckend und dauerhaft zu demonstrieren oder den Verbrecher nachhaltig von der Gesellschaft zu isolieren und seine verbrecherischen Fähigkeiten (z. B. die Kunst des Falschspielens) für immer zu unterbinden. Ein paar historische Beispiele:
Am 4. Dezember Anno 1503 »prent man den Veit Stoß durch ped packen«, weil der schon zu Lebzeiten berühmte Holzschnitzer, um zu seinem Recht zu kommen, einen Schuldbrief gefälscht hatte. »Und man hat nie keinen so lind geprant.«[5] Der Erlaß, den James IV. von Schottland anläßlich der großen Syphilisepidemie in Edinburg erließ, nämlich, daß alle Syphilitiker bei Strafe der Brandmarkung umgehend die Stadt zu verlassen hätten, schwankt unschlüssig zwischen der Androhung einer Strafe bei Gesetzesübertretung und der Kenntlichmachung der für die Gesellschaft gefährlichen Individuen. Konsequenter griff man durch, wenn es eine politische Gefahr war, die drohte; als die Puritaner im Volk immer mehr Anhang fanden, brannte man ihnen zur Abschreckung und um sie kenntlich zu machen und zu isolieren, Zeichen in die Stirn und schnitt ihnen die Ohren ab. Hexen brannte man mit glühend gemachten Kirchenschlüsseln ein Kreuz in die Brust: Folter und Versuch, die in ihnen hausenden Teufel zu bannen.[6]
Die meisten Belege für Brandmarkungen finden sich, wo von der Bestrafung von Diebstahlsdelikten berichtet wird (wohl deshalb, weil Diebstahl das am häufigsten begangene Verbrechen war). Wurde an einem ergriffenen Dieb das Brandzeichen entdeckt, das ihn als »Wiederholungstäter« auswies, war ihm der Strang so gut wie sicher. Kein Wunder also, daß, wo irgend Aussicht bestand, die Verurteilten der Brandmarkung zu entgehen suchten. Folgenden Fall aus dem Jahr 1680 verzeichnet das Frankfurter Strafbuch:

Peter Dettmeyer, »vulgo der Springer genannt, weilen er bey Seyltäntzern sich aufzuhahlten pflegen«, war zum Halseisen, zur Ausweisung und zur Brandmarkung verurteilt worden. Er hatte auf der Folter unter den Qualen von Daumen- und Beinschrauben gestanden, daß er als berüchtigter Beutelschneider in Leipzig in Haft gesessen habe; andere Geständnisse waren ihm nicht abzupressen gewesen. »Als aber (...) solch Urthel demselben angekündigt worden, hat er wegen decretirter bemerkung mit dem brandmahl gantz ungebärdig gestellt und ihne eher der tausendmahl in stücken hauen oder, wo er es verdienet, aufhencken zu lassen gebeten, welches sobalden bey löblichen referirn versammelten Herrn Schöffen referirt worden, da sich indessen die execution, worauf das häufig versamblete Volck mit verlangen gewartet, in etwas verzogen, derowegen er mit dem brandmahl zwar verschonet, jedoch mit übriger execution so balden forgefahren, der maleficant ans halßeisen gestellet, und darauf mit ruthen wohl aushauen worden«.[7]

In Deutschland wurde die Brandmarkung vor allem im Süden gehandhabt, und zwar, wie in Rußland und Frankreich, bis ins Ende des 18. Jahrhunderts. Wie es scheint hat sich diese Strafe in feudal regierten Ländern länger gehalten als in bürgerlichen Freien Reichsstädten, etwa Frankfurt am Main. Hier wurde zwar noch 1681 einem Juden das Zeichen des Galgens in die Stirn gebrannt (andere in Frankfurt in Gebrauch gewesene Zeichen waren ein Adler und ein »F«), aber die letzte aktenmäßig belegte Brandmarkung datiert vom 19. Oktober 1695[8], also fast 140 Jahre früher als beispielsweise in Frankreich. Daß man die Brandmarkung immer mehr als besonders harte Strafe ansah, bei der man zu Begnadigung geneigt war, hat der zitierte Fall des Peter Dettmeyer gezeigt.

Es war die Brandmarkung, die das Strafsystem der Martern unter dem Feudalismus anführte; alle schweren Strafen, die Verstümmelungen wie die Hinrichtungen, basierten auf ihr. »Bei der körperlichen Marter wurde das abschreckende Beispiel vom Terror getragen«, schreibt Michel Foucault, »physisches Erschaudern, allgemeines Entsetzen und Bilder, die sich in das Gedächtnis der Zuschauer eingraben wie das Brandmal auf die Wange oder Schulter des Verurteilten.«[9] Die Zeremonien der öffentlichen Züchtigung, die sich über der Brandmarkung erhoben, dienten der Wiederherstellung der durch das Verbrechen verletzten Souveränität des Herrschers, der das Gesetz repräsentierte. Mit der Ausbildung der bürgerlichen Gesellschaft änderte sich das Ziel der Bestrafung, wie Foucault in *Überwachen und Strafen* gezeigt hat. An die »Zeichenstraf-Technik« der Martern schließt sich »eine neue Politik des Körpers« an.[10] »Im alten System wurde der Körper des Verurteilten zur Sache des Königs, welcher der Souverän sein Brandmal eindrückt und an welcher er seine Macht ausließ. Jetzt ist er eher ein gesellschaftliches Eigentum, Gegenstand einer kollektiven, nutzbringenden Aneignung.«[11] Mit der Wende zum 19. Jahrhundert wird das Verbrechen nicht mehr als Verstoß gegen die Souveränität des Königs betrachtet und mit Verstümmelung geahndet, sondern als Schädigung der Gesellschaft, als Vergehen am Staat, der die Allgemeinheit repräsentiert. Dementsprechend zielt die Strafe nicht mehr auf Rache, vielmehr wird durch Ausbildung neuer Überwachungssysteme der Versuch unternommen, das Verbrechen schon vor seiner Ausführung zu verhindern. Wo sich das Verbrechen nicht verhindern läßt, zielt die Strafe auf Wiedergutmachung, etwa durch Zwangsarbeit. Mit der Intensivierung der Arbeit im Zuge der Industrialisierung werden die Körper zu kostbar, als daß man sie durch Verstümmelung der potentiell in ihnen steckenden nützlichen Arbeit berauben könnte. Dieser Veränderung paßt sich die Rechtsprechung an. »Haben einst Brandmale das Wesen der Martern ausgemacht, so konstituieren nun Hemmzeichen das neue Arsenal der Strafen.«[12]

Die Strafe rächt nicht mehr am zu kostbar gewordenen Körper, sie verstümmelt ihn nicht mehr, sondern sie läßt ihn heil und richtet sich von nun an auf Belehrung. Um das Verbrechen von vorneherein nicht zur Ausführung gelangen zu lassen, werden Techniken und Überwachungssysteme – wie etwa das Panoptikon – entwickelt, die darauf zielen das Gesetz zu internalisieren. Philosophisch findet dieses Bestreben seinen Widerhall in Hegels Anthropologie: aus dem Bourgeois soll, indem er sich als Teil des Staates begreift, der sittliche Citoyen werden. Wer die Allgemeinheit schädigt, schädigt sich selbst. Dieser Gedanke soll das Verbrechen in der bürgerlichen Gesellschaft unmöglich machen. Belehrung schließt Besserung ein; die Verstümmelung und Brandmarkung als dauerhafte Zeichen des Vergehens aber schließen Besserung aus. Daher werden die körperlichen Martern nach und nach abgeschafft. Das alte System der Martern baute auf der Brandmarkung auf; sie bildete seine Basis. Bei der allmählichen Ersetzung dieses Systems der Martern durch das der Überwachung hält sich folgerichtig die Brandmarkung (neben der Peitsche) am längsten; bis weit in die zweite Hälfte des 19. Jahrhunderts hinein. Allerdings rückt die Brandmarkung, die im Mittelalter noch die kleinen Straftäter betraf, im Zuge dieser Entwicklung nun immer weiter in der Härteskala aufwärts. Gebrandmarkt werden jetzt nur noch die Lebenslänglichen, die hoffnungslosen Fälle, bei denen keine Besserung mehr zu erwarten ist. In Frankreich werden die zur »Galeere«, zu lebenslänglicher Zwangsarbeit Verurteilten bis 1832 mit den Buchstaben »T.F.P.« (travaux forcés prisonnier) auf der rechten Schulter gezeichnet; unter den Bourbonen war es eine Lilie, unter Napoleon I. ein »N.B.« gewesen. Den nach Sibirien Verbannten wird bis 1864 ein »K.A.T.« (Kátorshnik = Zwangsarbeiter) eingebrannt, den Dieben ein »B.O.R.« (Wor = Dieb). In der englischen Kolonialarmee war es bis 1879 üblich zur »Aufrechterhaltung der Disziplin« Deserteure mit einem »D«, Soldaten mit »verbrecherischen Anlagen« mit einem »B.C.« (= bad character) auf den Unterarmen zu zeichnen. Das allerdings waren schon keine Brandmarken mehr, sondern echte Tätowierungen; die Gerechtigkeit ließ offiziell keine Grausamkeiten und Folterungen mehr zu.
In den Jahren von 1900 bis zum Ausbruch des Ersten Weltkriegs, auf dem Höhepunkt der Tätowierungsdebatte also, wurden dann noch einmal von den Erzkonservativen, die die Zeichen der Zeit nicht zu deuten verstanden, die unterschiedlichsten Vorschläge zur Zwangstätowierung gemacht. Das Spektrum der Vorschläge reicht von der Anregung, Schwerverbrechern die Liste ihrer Straftaten sowie die Namen der Zuchthäuser, in denen sie eingesessen hatten, zwischen die Schulterblätter zu tätowieren, über den Vorschlag zwangsweise und freiwillig erworbene Tätowierungen in den Katalog der besonderen

Personenkennzeichen aufzunehmen und zentrale Karteien darüber anzulegen, bis zu der Forderung des Rev. Francis Rawell, Pastor einer Methodistengemeinde in Chicago, der 1911 verlangte, alle Ehefrauen zu Erschwerung des Ehebruchs zwangsweise zu tätowieren.[13] Alle diese Vorschläge wurden, mehr oder minder entrüstet, aber mit Erfolg als »undurchführbar«, »barbarisch« oder »grotesk« zurückgewiesen. Hauptargument dagegen war der Hinweis der Juristen auf die verfassungsmäßig verankerte »Würde des Menschen« und die »Unverletzlichkeit der Person«, die solche Vorschläge undurchführbar machten. Unter Ersetzung des Terminus »Zwangs-« durch »Pflicht-« oder »freiwillige Tätowierung« und unter Verweis auf die angeblichen Vorteile für das Individuum wird bis heute das Einstechen der Blutgruppe bei Soldaten und Autofahrern oder auch das der Identity-card-Nummer für alle Staatsbürger propagiert.
Aus dieser Chronologie der Fakten, die den allmählichen Abbau des Systems der Martern, der Brandmarkung, der Zwangstätowierung und Stigmatisierung zu belegen scheint, auf eine tatsächliche »Humanisierung« des Rechts, der Strafpraxis und der staatlichen Macht und Kontrolle in aufgeklärten bürgerlichen Zeiten sowie auf den wirklichen Verzicht auf Einschreibung der Herrschaft in die Körper schließen zu wollen, wäre ein verhängnisvoller Irrtum angesichts der fortwirkenden Barbarei in der bürgerlichen Welt. Die Brandmarkung und Stigmatisierung, das Einschreiben der Macht in das Individuum, ist niemals tatsächlich aufgegeben worden – sie hat nur ihr Ziel und ihren Ort gewechselt. Sie ist von der Haut ins Hirn, vom Körper in die Psyche verlegt worden.

2. Schinden

Der in seinem Rückgriff aufs Völkische, auf Blut und Boden, bewußt barbarische Faschismus hat im Bewußtsein (und in der Überschätzung) seiner Macht die Tätowierung als Instrument und Zeichen der Herrschaft wieder aufgegriffen, allerdings in zwiespältiger Praxis. Da war einmal die Blutgruppen-Tätowierung der Waffen-SS, die über die vorgeschobene Praktikabilität bei Verwundungen hinaus als adelndes Ingroup-Zeichen eines rassebewußten Männerbundes verstanden wurde, und da war die Brandmarkung in den Konzentrationslagern in der Funktion der Outgroup-Stigmatisierung. Barbarischer als hier ist diese barbarische Technik niemals und nirgendwo geübt worden. Ehemalige Häftlinge berichten:

– »Gleich bei der Ankunft im Lager Immatrikulation durch Tätowierung auf dem linken Unterarm«.

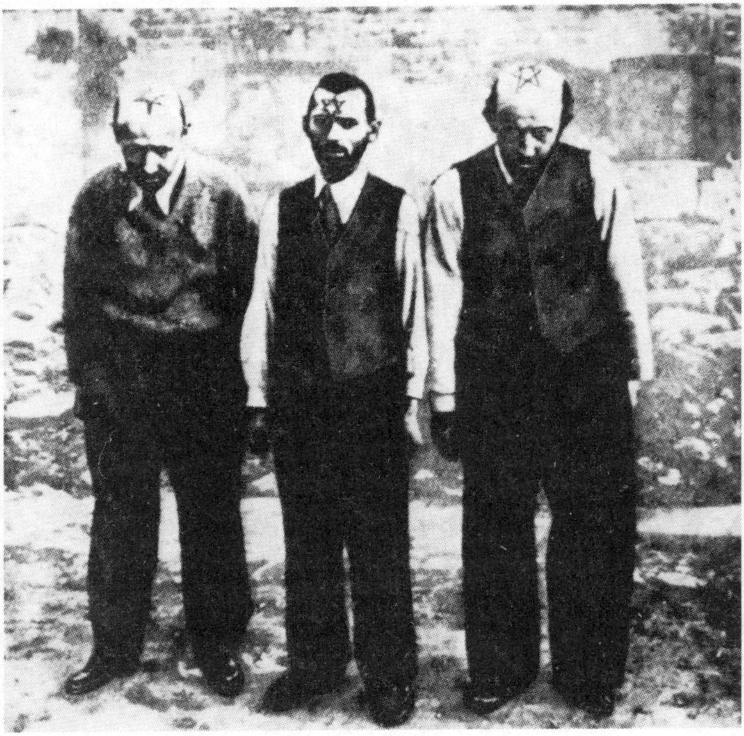

39. SS-Männer schnitten Juden Davidsterne in die Stirn

– »Man brannte mir eine Ziffer mit einem glühenden Eisen ein«.
– »Die Kinder und sogar die Säuglinge wurden tätowiert. Bei der Ankunft im Lager fanden die Russen einen zwei Wochen alten Säugling mit einer Matrikelnummer«.
– »Wir waren keine Persönlichkeiten mehr, wir wurden eine Nummer«.[14]

Das Einbrennen der Zahl reduzierte den so Gezeichneten zum Nichts. 1934 unterschied man noch, das verlangte die anachronistische Ideologie von der Reinhaltung der Rasse. Der Schwule, der Politische, der Bibelforscher, der Volksschädling – und am längsten der Jude, das Kernstück nationalsozialistischer Projektion, trugen besondere, fein unterscheidende, stigmatisierende Merkmale. Eine, auf Druck ausländischer Proteste 1934 erschienene »Rechtfertigungsschrift«, das vom Lagerkommandanten verfaßte, mit einer Auflage von mindestens 10000 Exemplaren gedruckte Buch *Konzentrationslager Oranienburg* bildet – stolz auf das ausgeklügelte, »gerechte« System der Differenzie-

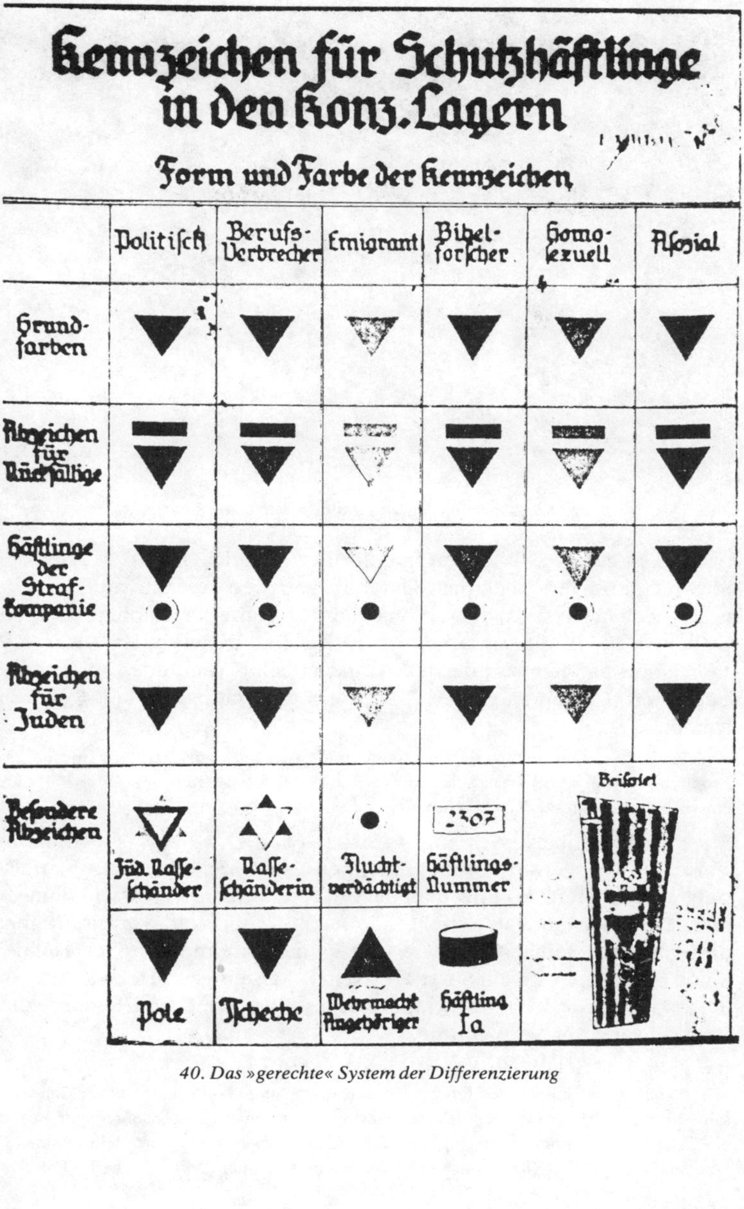

40. Das »gerechte« System der Differenzierung

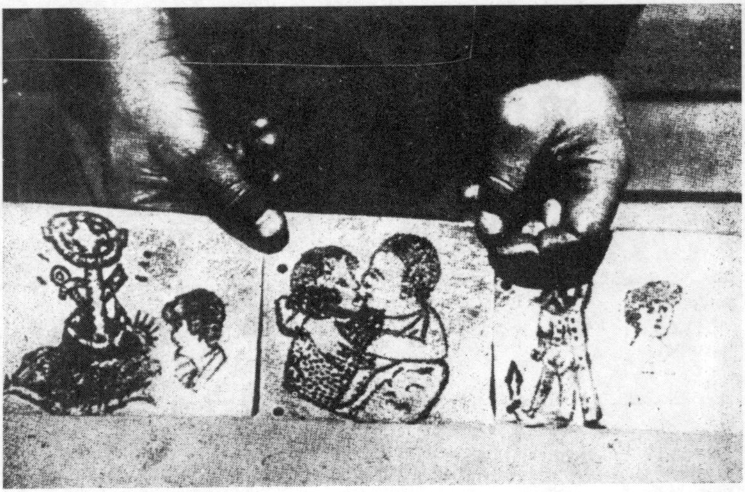

41. In Konzentrationslagern gefundene tätowierte Hautstücke

rung – eine Aufschlüsselungstabelle der Abzeichen ab, die von den »Schutzhäftlingen« auf der Kleidung getragen werden mußten. Ein neues Zeichensystem der Stigmatisierung sollte so etabliert werden. Dabei ist die Tradition, auf der diese Zeichen basieren, alt. Bis ins 19. Jahrhundert hinein zwang der Antisemitismus die Juden, ein gelbes Läppchen oder einen gelben Davidstern gut sichtbar auf der Kleidung anzubringen.

»... Es ist das eine außerordentlich humane Vorschrift, sozusagen eine hygienische Prophylaxe, die verhindern soll, daß der Jude sich unerkannt in unsere Reihen einschleichen kann, um Zwietracht zu säen ...«

So schrieb Göbbels noch am 16. 11. 1941 in *Das Reich.* Doch in den Vernichtungslagern, die »im Geheimen« auf Hochtouren der »Endlösung« zustrebten, konnte man sich derart diffizile Unterscheidungen nicht mehr leisten. Jetzt reichte die nackte Zahl; und das Einbrennen dieser Zahl ist keine Stigmatisierung, keine Brandmarkung im feudalen Sinne mehr, kein Zeichen der Herrschaft, das eingeschrieben wird, um die verletzte Souveränität wieder herzustellen, sondern Element einer Buchführung der Vernichtung.

Der ehemalige Häftling Edouard-José Laval berichtet:
»Es ist richtig, daß tätowierte Häftlinge ermordet und ihre Haut gegerbt wurde. Ich selbst sah 200, die im Moment unserer Befreiung vor dem Abtransport standen, um die Frische der Tätowierung zu bewahren, zog man den Menschen sofort nach ihrer Hinrichtung die Haut ab, solange die Leichen noch nicht kalt waren«.[15] Und in dem Bericht des Obersten

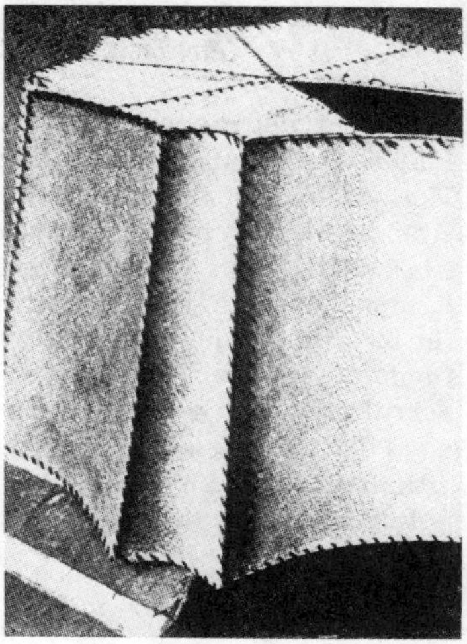

42. Lampenschirm aus Menschenhaut

Hauptquartiers der Alliierten Expeditionsarmeen über das Lager Buchenwald heißt es: »Es ist die Frau eines der SS-Offiziere, die diese Mode lancierte: jeder tätowierte Gefangene wurde zu ihr gebracht; wenn sie die Tätowierung nach ihrem Geschmack fand, wurde der Gefangene getötet und ihm die Haut abgezogen. Die Haut wurde gegerbt und zu ›Erinnerungsgegenständen‹ (Lampenschirme, Wandbezüge, Bucheinbände usw.) verarbeitet. Es wurden offensichtlich 40 Beispiele dieser künstlerischen Produkte durch den Oberleutnant Walter F. Emmos gefunden. Und wir selbst sahen sechs solcher Beispiele im Generalstab des Lagers, darunter einen Lampenschirm«.[16]

Diese Berichte legen nahe, daß es die persönlichen Perversionen einiger Angehöriger des Wachpersonals waren, die das Schinden der tätowierten Körper veranlaßten. Es waren Perversionen, und es war zugleich mehr: es war die konsequente, wenn auch perverse Praxis des offiziellen Diskurses, der auf die glatte Haut zielt, die keine Widerstände mehr bietet. Wo den Wortführern dieses Diskurses die bunten Bilder aus der Südsee vor Augen kamen, lag der Gedanke, sie vom Körper abzuziehen und als Trophäen zu präparieren nicht fern. Nicht zufällig wird in den meisten Arbeiten zum europäischen Hautstich noch heute der »Enttätowierung« und den verschiedenen Methoden und Techniken hierzu der breiteste Raum zugestanden. Was in den Konzentrationslagern praktiziert wurde, war die ungehemmte Einlösung des offiziellen Diskurses. Dieser Sucht nach dem Glatten, diesem Haß noch auf die letzten Widerstände des Körpers war selbst noch die Behaarung zuviel. Ein ehemaliger Häftling berichtet: »Im allgemeinen wurden sieben Frauen von zehn geschoren; man wußte nicht warum, der Prozentsatz war so festgesetzt.« »Kein behaarter Teil des Körpers entging dem Rasiermesser.«[17]

Moderner und konsequenter, d. h. subtiler und kultivierter als der Faschismus, betreibt der »Sozialismus« sowjetischer Prägung die Herrschaft. In seinem Arsenal der Martern und Strafen sucht man die Brandmarkung und die KZ-Nummer vergebens. Und doch sind die sibirischen Lager voller tätowierter Körper. Es sind zunächst die Kriminellen, nicht die Politischen, die tätowiert sind. Solschenizyn hat für ihre rüden, unzivilisierten und rücksichtslosen Lebensäußerungen (und deren sozialromantische Glorifizierung durch verschiedene Schriftsteller) nur die größte Verachtung. Daß auch in ihren Hautbildern noch – unbeholfen und brutal zwar – Revolte gegen ein System sich artikuliert, das auch ihn unterdrückt, geht dem sittlichen Intellektuellen Solschenizyn, der trotz allem noch sprechen und schreiben, seinen Haß noch formulieren kann, nicht auf. Und wenn, dann läßt er es nicht gelten.

»Auch zu Ehren der Kriminellen sei ein Wort gesagt. Sie besitzen gewiß einen ›eigentümlichen Sittenkodex‹ und eigentümliche Ehrbegriffe. Allerdings offenbaren sich diese nicht im Patriotismus, wie es unseren Potentaten und Literaten gefallen würde, sondern darin, daß sie vollkommen konsequente Materialisten und ebenso konsequente Piraten sind. Und sosehr sich die Diktatur des Proletariats ihrer auch annahm – geachtet haben sie diese keinen Augenblick lang.«[18]

In Solschenizyn steckt selbst noch das internalisierte Glatte, der Haß des Bürgers auf den tätowierten Körper, der eine Verbrüderung mit dem kriminellen Lumpenproletariat unmöglich macht. Obwohl beide im gleichen Lager gleich geknechtet, grenzt sich der Intellektuelle noch nach unten ab, um sich den Adel seiner politischen Überzeugung nicht zu beschmutzen.

»Sie wissen ein Sonnenbad zu schätzen, was tut's, daß ihnen die Schwarzmeerküste verwehrt ist? Sie sonnen sich auf den Dächern der Baustellen, in den Steinbrüchen, vor dem Eingang zum Schacht (*in* die Grube mögen die Blöderen einfahren). Sie sind prächtig genährt und muskelbepackt. Ihre bronzene Haut ist fürs Tätowieren geschaffen, eine dauernde Befriedigung ihrer künstlerischen, erotischen und sogar moralischen Bedürfnisse wird dadurch erzielt; ein Bilderbuch tragen sie auf Brust, Bauch und Rücken, zu ihrem und der Kumpane lebhaftem Ergötzen; mächtige Adler, auf Felsen sitzend, in den Lüften schwebend; die Sonne mit Strahlen rundherum; Frauen und Männer, sich paarend; die einzelnen Organe ihrer Lust; und plötzlich, überm Herzen – ein Lenin, ein Stalin oder sogar beide zugleich (zu bedeuten hat dies jedoch grad soviel wie das Kreuz am Hals eines Urkas). Und da sie kugeln sich: Ein komischer Heizer schaufelt Kohle direkt in den Hintern; ein Affe onaniert. Zu lesen gibt's auch was, altbekannte, aber durch Wiederholung um so teurere Inschriften: ›Alle Nutten vögle ich ins Maul!‹ (Es klingt sieghaft, wie ›Ich – Kaiser von China!‹) Oder auf dem Bauch einer Unterweltsmaid: ›Mein Leben für 'nen heißen Fick!‹ Und auf der Hand, die gut ein dutzendmal das Messer

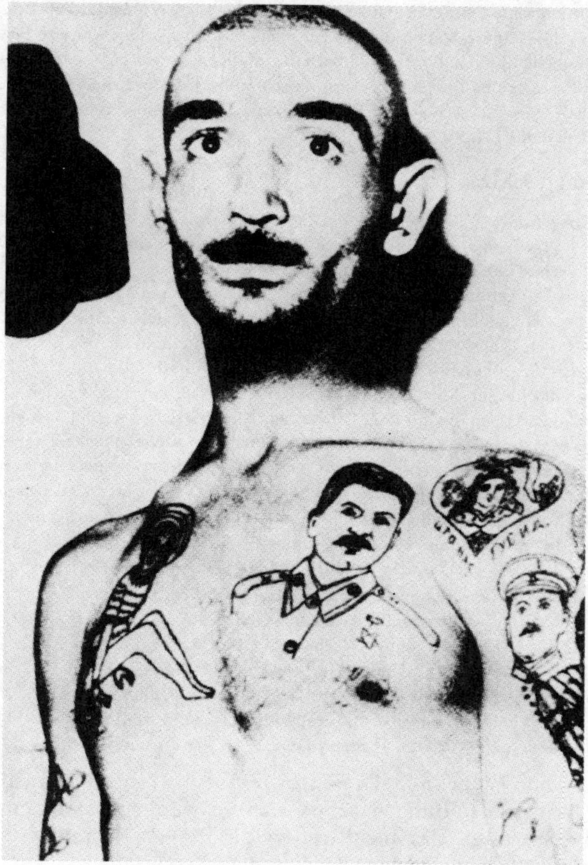

43. Hautbilder eines persischen Kommunisten

zwischen fremde Rippen gestoßen hat, findet sich sogar die kurze Sentenz, ein Stück bescheidener Moral: ›Gedenke deiner Mutter Worte!‹ Oder: ›O zarte Mutterhand, o liebe Mutter mein.‹ (Die Kriminellen frönen dem Mutterkult, nur einem verbalen allerdings, die Gebote der Mutter zu befolgen, fällt ihnen nicht ein.)«[19]

Martschenko dagegen entdeckt in der Tätowierung die Verbindung zweier Formen des Protests, die kriminelle und die politische. André Glucksmann schreibt dazu:

»Häufig streben russische Strafgefangene heute danach, die Kategorie zu wechseln. Sie richten es in den Lagern so ein, daß sie ein zweites Mal verurteilt werden. Dieses Mal politisch. Sie beneiden das Los der politischen Gefangenen, weil sie (zu Unrecht) deren Haftbedingungen für besser halten. (Sie sind schlimmer). In Wahrheit streben sie nach Brüderlichkeit. Sie, die ›Politischen‹, bringen sich untereinander nicht um, sie helfen vielmehr einander.«[20]

Martschenko schreibt:

»Die Form des Protestes sowohl als auch die Gewohnheiten und Vorstellungen hatte man aber aus der Verbrecherwelt mitgebracht... Ich sah zwei ehemalige Verbrecher, die danach politische Häftlinge wurden, einer von ihnen hieß Musa, der andere Masaj. Auf Stirne und Backen hatten sie Sprüche eintätowiert: ›Die Kommunisten sind Henker‹, ›Die Kommunisten trinken das Blut des Volkes‹. Später traf ich viele Häftlinge, die ähnliche Sprüche in die Gesichter tätowiert hatten. Sehr oft konnte man mit großen Buchstaben über die ganze Stirn geschrieben lesen: ›Ein Sklave Chruschtschows‹, ›Ein Sklave der KPdSU‹. Und nun im Spez, in unserer Baracke, saß ein junger Mann, Nikolaj Schtscherbakow. Als ich ihn aus dem Fenster auf dem Spaziergang erblickte, glaubte ich meinen Augen nicht. Auf seinem Gesicht gab es keinen lebendigen Flecken mehr. Auf der einen Backe stand: ›Lenin ist ein Henker‹. Auf der anderen konnte man die Fortsetzung lesen: ›seinetwegen müssen Millionen leiden‹. Unter den Augen stand: ›Chruschtschow, Breschnew, Woroschilow sind Henker‹. Auf dem dünnen Hals war eine schwarze Hand eingraviert, die seine Kehle zusammenschnürte, auf dem Handrücken standen die Buchstaben: ›KPdSU‹ und auf dem Daumen, der auf den Adamsapfel wies, ›KGB‹. (...)
Gegen Abend verbreitete sich von Zelle zu Zelle ein Gerücht: Schtscherbakow habe sich ein Ohr abgeschnitten. Später erfuhren wir Einzelheiten. In sein Ohr hatte er eintätowiert: ›Dem 22. KPdSU-Kongreß zum Geschenk‹. Offensichtlich hatte er die Inschrift angebracht, ehe er sein Ohr abschnitt – sonst wäre er verblutet, noch ehe er den Spruch hätte eingravieren können. Als er dann die Amputation vorgenommen hatte, klopfte er gegen die Tür, und als der Aufseher die Außentür öffnete, warf er ihm durch das Gitter sein Ohr mit folgenden Worten entgegen: ›Dem 22. Kongreß zum Geschenk‹.«[21]

Das sind keine Einzelfälle. Die Tätowierung als Protest ist ansteckend und die Lagerverwaltungen sahen sich gezwungen, Maßnahmen zu ergreifen. Sie taten das nicht anders als die Faschisten vor ihnen; allerdings achteten sie darauf, daß die Geschundenen am Leben blieben: Der Protest wurde ihnen von fachkundigen Ärzten herausoperiert. Sie tätowierten sich wieder; und wieder wurde ihnen der Protest herausgeschnitten. Einige machten das so oft, bis ihnen sämtliche Haut auf der Stirn fehlte, und sie Mühe hatten die Lider zu schließen. Unter dem Druck der stärker werdenden Sanktionen zog mancher es vor sich seinen Protest – weniger schmerzhaft (!) – selbst herauszuschneiden:

»Er nahm eine Klinge und fuhr mit ihr über die Stelle der Aufschrift – einmal, zweimal, dreimal, so lange bis alles aufgeritzt war. Dann riß er mit seinen Händen die Schnittwunden auseinander, er zog lange daran, alles wurde von Blut überströmt, und schon sah man keine Haut mehr auf der Stirne, sondern nur noch kleine Blutquellen. Danach streute er Mangan auf die Stirne. Es wurde eigens zu diesem Zweck im Revier

ausgegeben. Das Manganpulver ätzte die Ränder der Wunden aus; Workuta krümmte sich und heulte vor Schmerz auf. Am anderen Tag war seine Stirn vom Manganpulver angeschwollen, schwarz, verbrannt und begann, eitrige Krusten zu bilden. Nach einer gewissen Zeit löste sich der Schorf, und die Wunden begannen zu verheilen. Nun war keine Aufschrift mehr zu sehen, es blieb nur eine unwahrscheinlich große Narbe.
Viele Tätowierte löschten lieber ihre ›antisowjetische Propaganda‹ auf diese Art und Weise, als sie im Krankenhaus herausoperieren zu lassen: dort schnitt man die Haut ohne jede Betäubung heraus, damit einem gleich die Lust zu einer zweiten Tätowierung verging.«[22]

3. *Internalisieren*

Die Brandmarkung und Stigmatisierung war Zeichen der Souveränität des Königs gewesen, auf der die feudale Gesellschaft beruhte. In nach-feudalen, bürgerlichen oder sich selbst so nennenden sozialistischen Gesellschaften, in denen das Volk, die Allgemeinheit regiert, sind, wenn man so will, an ihre Stelle Integrieren, Akkulturieren, Assimilieren getreten. In den Lagern wird der Gemarterte zum Märtyrer, der Stigmatisierte zum Outcast. Und es sind die Zeichen einer anachronistischen Souveränität, die dieser Outcast auf seinem Körper trägt, und als solche stellen sie die Gesellschaften in Frage, in denen das Wohl und die Herrschaft aller propagiert werden. Wenn sich moderne Gesellschaften eines nicht mehr leisten können, dann sind es Märtyrer; in ihnen hält sich die Erinnerung an's Individuum, dem Freiheit versprochen wurde, gegen die allgemeine Unterdrückung wach. Tätowierungen, die auf individuellem Schicksal insistieren, sind Keimzellen einer Revolte, die es der Selbstdefinition dieser Gesellschaftsformen zufolge nicht mehr geben kann. Daher der Verzicht auf die Brandmarkung und daher der Haß auf das revoltierende Ornament auf der Haut.
Daß die Tätowierungen der Straflager eine »Demonstration« am eigenen Leibe sind, und zwar eine politische, wird man bei allem Ästhetizismus nicht leugnen können: »Die Stirn mit einer Tätowierung versperrt, die Straße mit Barrikaden tätowiert.«[23] Die eigene Haut als letzte Bastion, um das Einschreiben der Herrschaft ins Hirn zu verhindern.

»Demonstration der Schönheit und Schönheit der Demonstration. Wie soll man das unterscheiden, wenn die Wahrheit von der Staatsräson in Anspruch genommen wird und die Güte zum Schweigen verdammt ist, denn sie eignet sich nicht zum Aufbau der Macht. Auf nackter Haut getragene Kunst, um nicht am Staat zu sterben. Die gekreuzigten Sklaven haben von je her über ihre Wunden Wahrheiten ausgetauscht. Der menschliche Körper, Träger von Schönheit und Güte, ist zum Spielball des Jahrhunderts geworden: Liebende und Bildhauer auf der einen, Folterknechte auf der anderen Seite.«[24]

Aus den sowjetischen Straflagern fällt ein erhellendes Licht auf die Geschichte des europäischen Hautstichs von Cook bis zur ›Südseetätowierung‹ auf dem Jahrmarkt, und auf den Haß, mit dem der öffentliche

Diskurs sie verfolgte und diffamierte. Die Tätowierung war ein Versuch, die eigene Haut zu retten.

Der Faschismus hatte versucht, die modernste Form der Herrschaft, den nackten Bürokratismus und sein Symbol, die Zahl, mit der historisch längst obsolet gewordenen feudalen Souveränität und deren Symbol, der Brandmarkung, zu verquicken. Das Resultat war die KZ-Nummer. Wo sie den buntfarbigen Körpern tätowierter Häftlinge eingebrannt wurde, trafen zwei vollkommen gegensätzliche Souveränitätszeichen aufeinander. Allein durch das Schinden war der Sieg der dürren Zahl gegen die bunten Bilder der Hoffnung durchzusetzen. Zu ›Erinnerungsstücken‹ verarbeitet waren sie Zeichen eines barbarischen Triumphes der Herrschaft, eines perversen und verstohlen geheimgehaltenen Triumphes, der sich zum öffentlichen Spektakel kaum eignete. Das spektakuläre Symbol faschistischer Herrschaft bildeten längst die gigantischen Aufmärsche und Paraden, die größenwahnsinnigen Demonstrationen anläßlich der Olympiade, der Reichsparteitage und der Führerreden. Die qualitative Veränderung ist deutlich: Vom ornamentierten, farbigen Körper, der auf seiner Individualität beharrte zu den Massenornamenten, die aus glatten, sauberen Leibern unter gleichgeschalteten Hirnen gebildet wurden. Die Brandmarkung war eine veraltete Technik, die nur noch an denen praktiziert wurde, die ohnehin der Vernichtung preisgegeben waren. Nun visierte die Staatsräson einen anderen, dauerhafteren Träger für die Inschrift ihrer Herrschaft: Im Vorspruch zum »Ahnenpaß der NSDAP« heißt es:

»Die gesamte Bildungs- und Erziehungsarbeit des völkischen Staates muß ihre Krönung darin finden, daß sie den Rassesinn und das Rassegefühl instinkt- und verstandesmäßig in Herz und Gehirn der ihr anvertrauten Jugend hineinbrennt.«

Die Zeichen der Herrschaft sind von der Haut ins Hirn verlegt worden. Brandmarken heißt heute Internalisieren. So farblos und glatt wir äußerlich sind, so tätowiert sind wir im Kopf; tief eingebrannt sind die Begriffe von Recht und Ordnung, Arbeitseifer, Fleiß und Pflichtbewußtsein, Höflichkeit. Der Schmerz, mit dem wir das »gelernt« haben, erinnert uns immer wieder daran, was wir zu lassen haben. Der renitente, selbstsüchtige Bürger, der Wilde und der Runaway sind zu gesitteten Citoyens geworden, auch wenn Hegel sich diese anders vorgestellt haben dürfte. Wir haben uns zum einst nur geträumten Urbild der griechischen Statue zivilisiert. Je glatter und farbloser wir uns äußerlich machen, je genauer wir den internalisierten Denkmustern folgen, desto eher, so meinen wir, können wir uns durchwinden, desto eher trifft es die anderen. Es ist der faschistischen Erziehungsarbeit – und nicht nur ihr – gelungen: Wir haben gelernt, uns den Widerstand und den Protest über kürzer oder länger selbst aus Haut, Herz und Hirn herauszuschneiden.

Nachspiel

Die Umgangssprache hat in Redensarten den Kampf um die Haut festgehalten. Diese Redensarten lassen sich z. T. über Jahrhunderte zurückverfolgen, aber immer noch sind sie geläufig und treffend; in ihnen sind Erfahrungen mit Herrschaft zum resignativen Gemeinplatz geronnen: »Das geht unter die Haut«, »Man muß die Haut zu Markte tragen«, »Mein Beruf frißt mich mit Haut und Haar«. Als »Schinderei« empfindet man die tägliche Arbeit, und mit zusammengebissenen Zähnen und hinter dem Rücken geballter Faust nennt man den Vorgesetzten einen »Leuteschinder«. Fast klingt es so, als könnten wir unsere »Haut noch retten«, doch die Wahrheit ist, daß man »uns das Fell längst über die Ohren gezogen« hat.

In den letzten Jahren des 19. Jahrhunderts, als die Tätowierung und der Gegendiskurs ihre Höhepunkte erreichten, entwickelte Francis Galton die Daktyloskopie. 1890 verlas er vor der Royal Society seine Arbeit über die *Muster von Daumen- und Fingerabdrücken;* 1892 faßte Galton alle seine früheren Arbeiten zu diesem Gebiet in dem Buch *Finger Prints* zusammen, in dem er seine Thesen durch Experimente, Photographien und Zeichnungen belegte. 1899 wurde ein königlicher Ausschuß eingesetzt, der zu Gunsten der Einführung des Systems bei der Polizei entschied. Heute basieren sämtliche polizeilichen Erkennungssysteme der Welt auf der Klassifizierung und Auswertung von Fingerabdrücken. Während in der höchst emotional und irrational geführten Debatte um die Tätowierung noch Vorschläge zur Zwangstätowierung gemacht und wieder verworfen wurden, und man versuchte, die revoltierenden Hautbilder zu diffamieren und zu kriminalisieren, um ihrer Träger Herr zu werden, entwickelte sich, eher unbeachtet, die wissenschaftliche Daktyloskopie zu einem grandiosen, weil unentrinnbaren, System für Law and Order.

Unter der Überschrift »Computer prüft Handflächen der Besucher« konnte man im *Kölner Stadtanzeiger* vom 1. 2. 1978 folgende Meldung lesen:

»Eine Magnetkarte mit Angaben über die Beschaffenheit der Handflächen soll es Terroristen in Zukunft noch schwerer machen, abgesperrte und bewachte Gebäude zu betreten. Beim 8. Europäischen Management Symposium, einem Seminar für Wirtschaftsspitzen aus der ganzen Welt im Schweizer Wintersportort Davos, werden neue Sicherheitsvorkehrungen in der Praxis ausprobiert. Die Magnetkarte, die beim Betreten eines Gebäudes oder Raumes in einen Identifikationscomputer gesteckt wird, soll dabei den Eintritt von Unbefugten unmöglich machen. Wer nämlich die Lichtschranken und Polizeiposten unbehelligt passieren will, muß vorher seine rechte Hand auf einen Apparat legen, der sofort Alarm schlägt, wenn die Hand nicht den Angaben der Kennkarte entspricht.«

Aus der heiligen Inquisition ist die profane geworden; die Zeichen der Herrschaft werden uns nicht mehr eingebrannt – wir selbst schwitzen sie aus, als Fingerabdruck. Hieß um 1900 die Parole »Wer sich tätowiert ist ein Verbrecher«, so folgt die heutige Praxis der Maxime: »Jeder ein potentieller Terrorist«. Das System der totalen Fahndung ist erst dann perfekt, funktioniert erst dann, wenn die Fingerabdrücke aller gespeichert sind.

In einem anderen Zeitungsartikel, ebenfalls anläßlich einer Terroristenfahndung veröffentlicht, wurde stolz berichtet, daß es inzwischen möglich sei, per Computer innerhalb 1 Minute zwei Millionen Fingerabdrücke aus der Verbrecherkartei mit denen eines Verdächtigen zu vergleichen. Die oft belachte Trägheit des Apparats ist dank moderner Technik überwunden. Unter dem Terror des Dritten Reichs war es den Vielen noch möglich, sich sauber und politisch unauffällig zu verhalten, um davonzukommen; damals war es noch möglich, sich einzubilden, es ginge nur den anderen, den Juden und den Politischen, an den Kragen. Dank der farblosen Muster auf unseren Fingerspitzen wird uns der Computer in Minutenschnelle identifizieren. Diesmal gibt es kein Entrinnen.

»Wer sich tätowiert ist ein Verbrecher« – wer Fingerabdrücke hinterlassen kann, kann ein Terrorist sein. Es wird sich auf Dauer nicht verheimlichen lassen, von wo und von wem der Terror ausgeht.

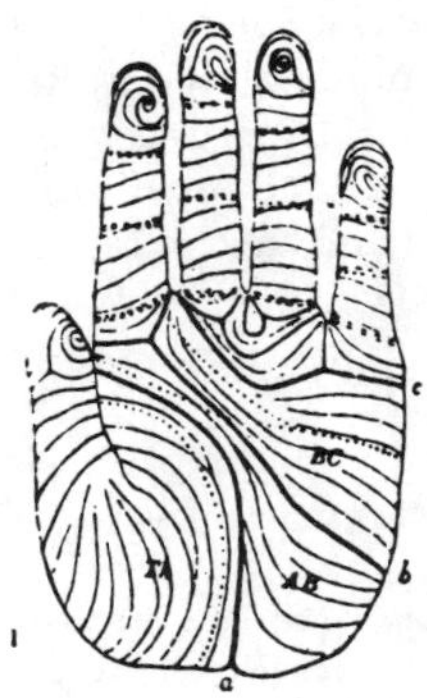

44. Schematische Darstellung der Hautrillen. Francis Galton, 1892

Anmerkungen

Kapitel I: Prähistorie

[1] Heinrich Wuttke, *Die Entstehung der Schrift, die verschiedenen Schriftsysteme und das Schrifttum der nicht alfabetisch schreibenden Völker.* Leipzig 1872, 96f.
[2] Genauer: Es war Captain Fourneaux, Führer des zweiten Schiffes der Expedition, die unter der Leitung von Captain Cook die Welt umsegelte, der Omai mit nach Europa brachte.
[3] Das Wort »Tatau« – »Tatow« – »Tattoo« konnte um so eher in der englischen Sprache Aufnahme finden, als es auf ein gleichklingendes englisches Wort traf, das zudem noch, zumindest entfernt, eine ähnliche Bedeutung hatte: »tattoo«, das lt. *Oxford English Dictionary* (1933), XI, in der Bedeutung von »Zapfenstreich« bereits seit 1644 belegt ist. Dieses Wort kommt von »doe den taptoe«, d.h. einen bestimmten Trommelwirbel schlagen. »Tatau« soll in tahitianischer Sprache so viel wie »Wunden schlagen« bedeuten, bzw. sich onomatopoetisch vom Geräusch (Ta'ta'ta) der Tätowierinstrumente bei der Operation herleiten (Schlagen mit einer Art Schlegel auf ein nadel- bzw. kammartiges Instrument, dessen Zacken die Farbe unter die Haut bringen).
[4] Die gesicherten Belege zur Frühgeschichte der Tätowierung hat zusammengestellt: Manfred Kunter, »Zur Geschichte der Tatauierung und Körperbemalung in Europa«. In: *Paideuma* XVII (1971), 1–20.
[5] Zusammenstellung von Belegen zur Tätowierung in der Antike: W. Schönfeld, *Körperbemalen, Brandmarken, Tätowieren. Nach griechischen, römischen Schriftstellern, Dichtern, neuzeitlichen Veröffentlichungen und eigenen Erfahrungen, vorzüglich in Europa,* Heidelberg 1960, 1–32; – ders., »Der Sinn des Brandmarkens und Tätowierens in der griechischen und römischen Antike«. In: *Nova Acta Leopoldina* NF 27 (1963) 81–89; – Christa Ruhnke, *Die Tätowierung, eine sozio-kulturelle und medizinische Betrachtung,* (Med. Diss.) Marburg 1974, 44–47 (Bibliographie!).
[6] Cocheris, (*Les Parures primitives,* Paris 1869) nimmt an, daß die heutigen Kiltmuster schottischer Stoffe in ihrer Verschiedenheit auf alte Muster von Clantätowierungen zurückgehen. – Nach W. Joest (*Tätowiren, Narbenzeichnen und Körperbemalen. Ein Beitrag zur vergleichenden Ethnologie,* Berlin 1887) stammt möglicherweise auch der Stammesname der Britannier von dieser Sitte her (»brith«, breton, für »mit vielen Farben bemalt«, »bunt«). – Dieser letztgenannte Titel ist übrigens die erste große Studie im deutschen Sprachraum, die sich ausschließlich mit dem Phänomen »Tätowierung« beschäftigt und wird neben Heinrich Wuttke (*Die Entstehung der Schrift, die verschiedenen Schriftsysteme und das Schrifttum der nicht alfabetisch schreibenden Völker,* Leipzig 1872, 79–140) von allen Kapazitäten, bis zu W. Schönfeld (s. o.), immer wieder gern und meist ohne Angabe abgeschrieben. Wer echte Quellenverweise finden will, sei auf diese beiden Titel verwiesen.
[7] Vgl. C. Truhelka, »Die Tätowierungen bei den Katholiken Bosniens und der Herzegowina«. In: *Wiss. Mitteilungen aus Bosnien und der Herzegowina* 4 (1896) 493. – Vgl. A. Marchioni, »Ethnologie und Dermatologie. Beiträge zur Ethnologie an Beispielen aus Anatolien«. In: *Der Hautarzt* 6 (1955), H. 9, 397–401. – Vgl. Schönfeld, a. a. O., 1960, 35–39. – Mit Bezug auf die *Allgemeine Encyclopädie der Wissenschaften und Künste* (Hg. Ersch/Gruber), 2. Abt., Bd. 39 (1886) schreibt Joest (a. a. O. 106): »Auf früheres Brandmarken ist auch das tätowierte Kreuz, das die Kopten in Ägypten heute noch durchgängig am Arm tragen, zurückzuführen, weil (...) die koptischen Mönche im Anfang des 8. Jahrhunderts von den arabischen Eroberern mit einem eisernen Stempel auf die Hand gebrannt wurden, wer ohne dieses Brandmal betroffen wurde, dem wurde die Hand abgehauen.«

[8] Vgl. A. W. Hadden/W. Stubbs, *Councils and ecclesiatical documents relating to Great Britain and Ireland,* III, 458. – Die besagte Textstelle wird im lateinischen Wortlaut vollständig zitiert bei: Otto Lauffer, »Über die Geschichte und den heutigen volkstümlichen Gebrauch der Tätowierung in Deutschland«. In: *Wörter und Sachen* VI (1914/15), 1–14, 4. – Vgl. auch Wuttke, a. a. O. 1872, 92 u. 734.

[9] N. R. Huber, »Ein mittelalterliches Zeugnis über eine Tätowierung in religiöser Ekstase«. In: *Archiv für Kriminalanthropologie* 39 (1910), 34–35.

[10] Otto Friedrich von der Groeben, *Orientalische Reisebeschreibung,* Marienwerder 1694; n. H. Bellmann, »Die Tatauierung«. In: W. Pessler (Hrsg.), *Handbuch der deutschen Volkskunde,* Potsdam 1934–1938, Bd. III, 57–65.

[11] Thevenot, *Voyage au Levant,* Paris 1689, Kap. 46, S. 638; zit. n. *Deß Herrn Thevenots Reisen in Europa, Asia und Africa etc.,* Frankfurt am Main, 3 Teile in 2 Bänden, 1696, Bd. I, Teil I, 276.

[12] Vgl. C. Pigorini Beri, »Costumi dell'Apennio Marchigiano« (1889). In: *Gazetta Letteraria,* 15. März 1890; n. Th. Trede, *Das Heidentum und die römische Kirche,* Gotha 1891, Bd. IV, 324.

[13] Vgl. L. Krause, »Zur Geschichte des Gaunerwesens und Verbrecheraberglaubens in Norddeutschland im 16. Jahrhundert«. In: *Beiträge zur Geschichte Rostocks* VI, (1912) 71.

[14] Vgl. Schönfeld, a. a. O., (1960) 47.

[15] Ibid.

[16] P. A. Caron de Beaumarchais, *Le mariage de Figaro,* 16. Szene des 3. Aktes; n. Schönfeld, a. a. O. (1960) 47.

[17] J. W. Goethe, *Wilhelm Meisters Lehrjahre,* 8. Buch, 8. Kapitel, München 1977, 618.

[18] Rückübersetzung eines Zitats bei William C. Sturtevant, *A short History of the strange Art of Tattooing.* In: C. H. Fellowes, *The Tattoo Book,* Princeton 1971, 5; dort leider ohne Quellenangabe.

[19] J. Mariéjol, »La Réforme et la Ligne«. In: Larisse (ed.), *Histoire de France,* Tome VI, Cap. 2, S. 323; n. Schönfeld, a. a. O. (1960) 47.

[20] M. T. Cicero, *Libri tres de officis, una cum Hieronymi Wolfi commentarius per Ioannem Oporium,* Basileae 1563; n. Schönfeld, a. a. O. (1960) 47.

[21] Eugen Holländer, der dieses Flugblatt in seinem Werk *Wunder, Wundergeburt und Wundergestalt in Einblattdrucken des 15. bis 18. Jahrhunderts,* Stuttgart 1921, Fig. 120, abbildet, deutet die Zeichen auf der Jungfrau als hysterische Stigmata (200), wofür er allerdings ebensowenig Beweise beibringen kann, wie ich für die Behauptung, es handele sich um Tätowierungen.

[22] Sollte mit dem schwarzen Kreuz nicht das auf dem Schenkel des Mädchens, sondern das auf ihrem Brustbein gemeint sein, so kann Verf. aus eigener Erfahrung bestätigen, daß das Tätowieren an dieser Stelle des Körpers, wegen des fehlenden Fleisches, tatsächlich besonders schmerzhaft ist.

[23] *Europäischer Postilion.* Augspurg 1725. 1. Teil, Nr. 21; zit. n. Eberhard Buchner, *Das Neueste von gestern. Kulturgeschichtlich interessante Dokumente aus alten Zeitungen,* München 1913/14, 5 Bde., Bd. II, 144f.

[24] James Cook, *An Account of the Voyages undertaken by the Order of the present Majesty for making Discoveries in the southern Hemisphere.* By John Hawkesworth, London 1773; zit. n. Joest, a. a. O. (1887), Motto.

[1] Georg Christian Lichtenberg, *Schriften und Briefe*, Bd. II, Hamburg ^{2}1975, S. 633–634.
[2] A. J. von Krusenstern, *Reise um die Welt in den Jahren 1803, 1804, 1805 und 1806*, etc. St. Petersburg 1810, 2 Bde. zit. Bd. I, 121.
[3] Zu Aoturu vgl. Klaus Georg Popp (Hrsg.), Nachwort zu *Louis Antoine de Bougainville, Reise um die Welt, welche mit der Fregatte La Boudeuse und dem Fleutschiff l'Etoile in den Jahren 1766, 1767, 1768 und 1769 gemacht worden*, Berlin ^{2}1977, 440–441, 447. – G. Herve, »Aotourou, ou le Tahitien à Paris«. In: *Revue Anthropologique* XXIV (1914), 209–219.
[4] *Wienerisches Diarium*. 20. Mai 1722, Nr. XL.
[5] William Dampier, *Reystogten rondom de weareldt*, Amsterdam 1716, 264 und 371; zit. n. Wilhelm Joest, *Tätowiren, Narbenzeichnen und Körperbemalen*, Berlin 1887, 100.
[6] Schaustellerzettel aus dem Tattoo-Museum des englischen Meistertätowierers George Burchett. Abgedruckt in: George Burchett, *Memoirs of a Tattooist. From Notes, Diaries and Letters of the late ›King of Tattooists‹ George Burchett*. Compiled and edited by Peter Leighton, New York 1958, 21–22.
[7] Dampier, a. a. O.. 1716, 373; zit. n. Joest, a. a. O. 1887, 101.
[8] Herman Melville, *White-Jacket* (1850); zit. n. C. H. Fellowes, *The Tattoo Book*, Princeton 1971, Kommentar zu Tafel 32.
[9] *Vossische Zeitung*, Berlin, 1775, Nr. 4 und 5. – Vgl. auch ibid. 1774, Nr. 93, Nr. 96, Nr. 97; 1776, Nr. 11; 1777, Nr. 28.
[10] Ausführliche Beschreibungen von Omai haben z. B. geliefert: Fanny Burney, *Early Diary* (ed. A. R. Ellis), London 1907. – Brief des Naturforschers Solander an Lind(?), abgedruckt in: *The Journals of Capt. James Cook*, (Hrsg. J. C. Beaglehole), Cambridge 1961, Bd. II, 949–951. – Vgl. auch Thomas Blake Clark, *Omai: First Polynesian Ambassador to England*, San Francisco 1941. – Vgl. J. C. Beaglehole, *The Life of Captain James Cook*, Stanford 1974, 447–449.
[11] Z. B.: »Genuine account of Omiah, a native of Otaheite ...« In: *London Magazine*, August 1774.
[12] *Bibliography of Captain James Cook*, Sidney 1928, 164–166, verzeichnet Plakate zu dieser Pantomime; daneben auch Miszellen zu Omais Leben sowie verschiedene populäre Porträts des Südseeinsulaners.
[13] Georg Forster, *Reise um die Welt*; zit. n. *Georg Forster 1754–1794. Südseeforscher Aufklärer Revolutionär* (hrsg. vom Museum für Völkerkunde Frankfurt am Main und Übersee-Museum Bremen 1976), 277–278.
[14] Zu Timotiti vgl. *Evangelian Magazine*, London Januar 1800. Peter Mortimer (Hrsg.), *Geschichte der neuesten evangelischen Anstalten in England*, Leipzig 1800/1801, 3 Bde., Bd. III, 20ff. Karl von den Steinen, *Die Marquesaner und ihre Kunst*, Berlin 1925, 3 Bde. Bd. I (Die Tatauierung) 35, 64–65.
[15] Zit. und übersetzt n. C. Sturtevant, »A Short History of the Strange Custom of Tattooing«. In: *Fellows*, a. a. O. 1971, 1–10, zit. 7.
[16] Vgl. Burchett, a. a. O., 1958, 23.
[17] Zu Völkerschauen im frühen 19. Jahrhundert vgl. R. D. Altick, *The Shows of London. A panoramic history of exhibitions 1600–1862*, Cambridge, Mass./London 1978, 45–48, 268–287 (Kapitel: The noble savage reconsidered). – Vgl. auch Carolyn Thomas Foreman, *Indians abroad 1493–1938*, Norman Oklahoma 1943, 65–81. – Eine sehr anschauliche, wenn auch literarisierte Schilderung des ›Staatsbesuchs‹ dreier Indianerhäuptlinge in London im 18. Jahrhundert liefert Dieter Kühn in seiner Erzählung *Festspiel für Rothäute*, Frankfurt/M. 1974. – Vgl. Carl Hagenbeck, *Von Tieren und Menschen*, Berlin 1909.
[18] »Fernere Reisenachrichten vom Hrn. D. Langsdorff an J. F. Blumenbach« (Brief vom

23. August 1804 aus Kamtschatka). In: *Voigt's Magazin für den Zustand der neuesten Naturkunde* X, Weimar 1805, 197.

[19] »Fernere Nachrichten von den neuen Marquesas-Inseln und deren Bewohnern« (Brief Tilesius' vom 9. Juni 1805 aus Kamtschatka an Blumenbach). In: *Voigt's Magazin* XI (1806), 492–493.

[20] D. Tilesius, »Über das gesellschaftliche Leben der Papaus-Insulaner«. In: *Pölitz' Jahrbücher der Geschichte und Staatskunst,* Leipzig 1828, I, 176.

[21] D. Tilesius, »Ueber den Ursprung des bürgerlichen Lebens und der Staatsform in den Südsee-Inseln und zwar auf der Insel Nuckahiwah, einer der Washington-Inseln«. In: *Pölitz' Jahrbücher der Geschichte und Staatskunst,* Leipzig 1828, II, 133–168. zit. 141–142.

[22] Vgl. Heinrich Wuttke, *Die Entstehung der Schrift, die Schriftsysteme und das Schrifttum der nicht alfabetisch schreibenden Völker,* Leipzig 1872; inbes. das Kap. »Die Aetzschrift«, S. 79–140 und Abb. in Beiheft I.

[23] Eine solche Begegnung hat Daniel Defoe literarisch ausgestaltet: Robinson, der wilde, d. h. auf den Urzustand zurückgeworfene Bürger trifft Freitag den zivilisierbaren ›guten Wilden‹.

[24] V. d. Steinen, a. a. O. 1925, I, 42.

[25] *Journal des Luxus und der Moden,* Weimar 1811, 526–539. Alle Zitate im folgenden hieraus. – Das *Journal* übernahm die Geschichte, wie es schreibt, aus dem *Mercure de France.* Der Ursprung der Geschichte wird folgende Broschüre sein: George Bruce (of Ratcliff-Highway, London), *Memoirs of Mr. George Bruce, of Ratcliff-Highway, London, naturalized New Zealander,* etc. London 1810, 16 S. (In der Bibliothek des British Museum).

[26] Herman Melville, *Taipi.* Hamburg o. J., Kap. 30, 319–326.

[27] V. d. Steinen, a. a. O. 1925, I, 42.

[28] Ibid. 45. – Zu Vater Hahn s. a. Siegfried Genthe, *Samoa* (Hrsg. v. G. Wegner), Berlin ²1908, 262–265. – Zu den Beachcombers allgemein ibid. 262–265.

[29] Genthe, a. a. O. 1908, 32 u. 40–41.

[30] K. v. d. Steinen, a. a. O. 1925, I, 44.

[31] Vgl. David Porter, *Journal of a Cruise made to the Pacific Ocean by Captain David Porter in the years 1812, 1813 and 1814 . . .,* Philadelphia 1815. Siehe auch K. v. d. Steinen, a. a. O. 1925, I, 43–44.

[32] A. J. von Krusenstern, *Reise um die Welt in den Jahren 1803, 1804, 1805 und 1806,* etc. St. Petersburg 1811, I, 122.

[33] Langsdorff, *Bemerkungen auf einer Reise um die Welt in den Jahren 1805–07,* Frankfurt/M. 1812, 2 Bde., Bd. I, 85–86. – Cabri ging, so schreibt Langsdorff, a. a. O. 85, mit den »Nukahiwern auf einem höchst vertrauten Fuß um. Der Engländer Roberts hingegen lebte mehr von den Einwohnern abgesondert, hatte, soviel wir merken konnten, keine so große Fertigkeit in der Landessprache, war, meiner Meinung nach, weniger mit den Sitten des Landes bekannt und ziemlich gleichgültig gegen dieselben; hatte aber einen besseren Charakter und mehr natürlichen Verstand, war weit gebildeter, und schien durch sein gutes Betragen viel Gewalt über die Einwohner zu besitzen; vielleicht war dieses auch nur jetzo der Fall, da die Einwohner bald merkten, daß wir ihm ein größeres Zutrauen schenkten, und er unser eigentlicher Geschäftsträger und Dolmetscher, der Franzose hingegen nur Beiläufer war.«

[34] Das curriculum vitae ist – ohne weitere Quellenangabe – abgedruckt in: Clément-Adrien Vincendon Dumoulin/C. Desgraz, *Iles Marquises ou Nouka-Hiva,* Paris 1843, 358–359.

[35] Langsdorff, a. a. O. 1812, I, 84.

[36] Vgl. Krusenstern, a. a. O. 1811, I, 157 Anm.

[37] Krusenstern (ibid, I, 150), schrieb: »Er schien über diesen Zufall eher froh als traurig zu

sein, und ich glaube fast, daß er in der Absicht an Bord gekommen war, um mit uns davonzugehen. Roberts wurde auf diese Art, ohne es zu ahnen, von seinem Todfeinde befreit.«

[38] Langsdorff, a. a. O. 1812, I, 163.

[39] Krusenstern, a. a. O. 1811, I, 210, passim.

[40] Langsdorff, a. a. O. 1812, Kupferheft, 6. Kupfer. Beschreibung des Orlovsky'schen Stichs.

[41] K. v. d. Steinen, a. a. O. 1925, I, 43.

[42] M. M. (pseud. E. T. Ourry/J. B. B. Sauvan), *Petite chronique de Paris ... aux Mémoirs de Bachoumont (Anné 1818)*, Paris 1819, 221.

[43] K. v. d. Steinen, a. a. O. 1925, I, 43. – Dort leider ohne nähere Quellenangabe.

Kapitel III: Renaissance

[1] *Neueste Weltkunde* III, Augsburg 29. Juli 1798, Nr. 210, S. 835 (in einem Artikel über den Weltumsegler la Peyrouse).

[2] K. v. d. Steinen, *Die Marquesaner und ihre Kunst,* Berlin 1925, 3 Bde., I, 94.

[3] (Sidney Parkinson), *A Journal of a voyage to the South Seas ... Faithfully transcribed from the paper of the late Sidney Parkinson,* London 1773, p. 25; zit. n. *The Journals of Captain James Cook,* (Hg. Beaglehole), 125, Anm.

[4] Ibid. Anm.

[5] Ibid.

[6] Vgl. *Daily Mail,* 5. Sept. 1894.

[7] N. *Morgenblatt für gebildete Stände,* 1855, Nr. 32, S. 758.

[8] Vgl. L. Casper, »Über Tätowierungen«. In: *Vjschr. f. öffentl. u. gerichtl. Medicin,* Bd. 1 (1852), 288–289. Casper nennt das Verhältnis zwischen Tätowierten und Nichttätowierten nicht. Hutin fand in einer etwa vergleichbaren Untersuchung unter den 3000 Insassen des Hotel d'Invalides in Paris 506 Tätowierte (16,9%); vgl. Hutin, *Bulletin de l'Academie de Medicine* 1853, 349.

[9] Vgl. Mitteilung von Luschan in *Ztschr. f. Ethnologie* 54 (1922) 216–217.

[10] Vgl. Haberlandt, M./Haberlandt, A., *Die Völker Europas und ihre volkstümliche Kultur,* Stuttgart 1928. O. Lauffer, (»Über die Geschichte und den heutigen volkstümlichen Gebrauch der Tätowierungen in Deutschland«. In: *Wörter und Sachen 6* (1914/1915), 1–14) widerspricht der von H. Hirt (*Die Indogermanen* 2, 460) geäußerten Ansicht, daß sich die Tätowierung in Bosnien traditionell gehalten habe, während er »bei unserer Seebevölkerung« eine Neueinführung durch Südseetätowierungen annimmt; Lauffer dagegen nimmt – ohne allerdings Nachweise dafür zu erbringen – auch hier und allgemein Wiederbelebung alter Traditionen an. So schnell hätte sich die Südseetätowierung nicht ausbreiten können, wenn sie nicht auf vorhandene Affinitäten gestoßen wäre.

[11] Louis-Antoine de Bougainville, *Voyage Autour du monde par le Frégate du roi La Bodeuse et la Flûte l'Etoile; en 1766, 1767, 1768 et 1769,* Paris 1771; zit. n. L. A. de B., *Reise um die Welt,* Berlin, DDR ²1977, S. 203.

[12] Caesar, *De Bello Gallico* 5, 14.

[13] Z. B. Cornelius de Paw, *Recherches philosophiques sur les Americains,* Berlin 1768/69.

[14] Zuerst abgedruckt im *Mercure de France* 1769, 197–207; zit. n. Bougainville, *Reise* (1977), a. a. O. 365.

[15] Schiffstagebuch Bougainvilles; zit. n. ibid. 434.

[16] Vgl. hierzu: Denis Diderot, *Supplément au Voyage de Bougainville* Paris 1796, (dt. *Nachtrag zu Bougainvilles Reise,* Frankfurt/M. 1965). Georg Forster, *Sämtliche Schriften, Tagebücher, Briefe.* Hg. Dt. Akademie der Wissenschaften, Berlin, DDR 1958ff., Bd. 2/3. Urs Bitterli, *Die ›Wilden‹ und die ›Zivilisierten‹. Grundzüge einer Geistes- und Kulturgeschichte der europäisch-überseeischen Begegnung,* München 1976, 229ff., 280ff. Uwe

Japp, »Aufgeklärtes Europa und natürliche Südsee. Georg Forsters ›Reise um die Welt‹«. In: *Reise und Utopie. Zur Literatur der Spätaufklärung,* Hg. v. H. J. Piechotta, Frankfurt/M. 1976.

[17] Eckermann, *Gespräche mit Goethe,* 12. März 1828.

[18] Paul Gauguin, *Noa Noa,* Berlin 1960, 17.

[19] Vgl. Karl v. d. Steinen, *Die Marquesaner und ihre Kunst,* Berlin 3 Bde., 1925–1928, Bd. 1, 96–102.

[20] Vgl. Fritz Kramer, *Verkehrte Welten. Zur imaginären Ethnographie des 19. Jahrhunderts,* Frankfurt/M 1977, 93–94.

[21] Nach W. Ellis, *Polynesian Researches,* London [2]1832–36, II, 464 war sie es tatsächlich. Vgl. auch Joest, a. a. O. 1887, 64.

[22] O. Lauffer, a. a. O. 11.

[23] Vgl. Adolf Spamer, *Die Tätowierung in den deutschen Hafenstädten. Ein Versuch zur Erfassung ihrer Formen und ihres Bildgutes,* Bremen 1934. – (Auch in: *Niederdeutsche Ztschr. f. Volkskunde* 11 (1933) 1–55; 129–182).

[24] W. Joest, a. a. O. (1887), 29.

[25] Ibid.

[26] Ibid.

[27] Ibid.

[28] Friedrich Gerstäcker, *Reisen* (hg. v. D. Theden), Bd. II: Australien-Java, Berlin 1912, S. 39–41. Abb. dieser Tätowierung bei Wuttke, a. a. O. (1872), 1. Beiheft, Tafel X und XI, Fig. 53–55. Hier fälschlich als auf den Marquesas-Inseln erworben bezeichnet.

[29] *Zeit-Magazin,* 2. Juli 1971.

[30] W. Joest, a. a. O. (1887), 50.

[31] William Ellis, *Polynesian Researches,* London, 2. enl. ed. 1832–1836 4 Bde., III, 186–187.

[32] *Globus* 50,5 n. Joest, a. a. O. (1887), 50.

[33] K. v. d. Steinen, *Die Marquesaner und ihre Kunst,* Berlin 1925–28, 3 Bde., I, 96.

[34] Ibid. I, 94.

[35] London 1832, 138; zit. n. Joest, a. a. O. (1887), 54. Vgl. auch Hanns Ebensten, *Pierced Hearts and True Love,* London 1953.

IV: Diskurse

[1] Jena 1925, 16.

[2] Berlin 1979, 159.

[3] Vgl. *Nationalzeitung,* Berlin, Nr. 513.

[4] R. Virchow, »Europäische Tätowierungen«. In: *Zeitschrift für Ethnologie.* XXIX (1897), Verh. 328–331, zit. 330.

[5] Wilhelm Joest, *Tätowiren, Narbenzeichnen und Körperbemalen,* Berlin 1887, 108.

[6] Ibid. 107.

[7] Ibid. 108.

[8] Vgl. Adolf Spamer, *Die Tätowierung in den deutschen Hafenstädten,* Bremen 1934, 27. (auch in: *Niederdeutsche Zeitschrift für Volkskunde* 1933, 1–55; 129–182).

[9] Vgl. ibid. 17, 27–32.

[10] S. auch Egon Erwin Kisch, »Meine Tätowierungen«. In: *Der rasende Reporter,* E. E. K., *Gesammelte Werke in Einzelausgaben* V, Berlin/Weimar 1974, 87–96.

[11] Spamer, a. a. O. 1934, 31–32.

[12] Literaturverweise bei: Wuttke, a. a. O. 1872, 70–140. – Joest, a. a. O. 1887. – Hambly, *The History of Tattooing and its Significance.* London 1925.

[13] So die entsprechende Kapitelüberschrift in: Wuttke, a. a. O. 1872.

[14] Johann L. Casper, »Über Tätowirungen«. In: *Vierteljahresschrift für gerichtliche und öffentliche Medicin I* (1852) 274–297; zit. 275–276.
[15] Ibid. 276.
[16] Ibid. 279.
[17] Ibid.
[18] Ibid.
[19] Die Ausnahme ist Wilhelm Joest; er bildete seine in Japan erworbenen Tätowierungen sogar stolz in seinem Buch ab (a. a. O. 1887, Tafel VIII u. IX). – Folgerichtig ist er auch als einer der Wenigen der Meinung, »daß es Tausende braver, solider Europäer giebt, die tätowiert sind« (a. a. O. 1887, 104).
[20] Otto Lauffer (»Über die Geschichte und den heutigen volkstümlichen Gebrauch der Tätowierung in Deutschland.« In: *Wörter und Sachen* VI (1914/15), 1–14) schreibt: »Für Deutschland sind mir Nachweisungen eigentlich nur aus der kriminalistischen und der medizinischen Literatur bekannt geworden. Volkskundliche Nachrichten fehlen fast ganz.« (a. a. O. 8).
[21] Eingehend bibliographiert und referiert hat diese Studien: Marie-Luise Klees-Wambach, *Kriminologische und kriminalistische Aspekte des Tätowierens bei Rechtsbrechern,* Diss. jur. Freiburg i. Br. 1976.
[22] Die einzige mir bekannte, hervorragende Ausnahme: Adolf Spamer, a. a. O. 1934.
[23] Cesare Lombroso, (dt.) *Der Verbrecher in anthropologischer, ärztlicher und juristischer Beziehung,* Hamburg/Leipzig, 3 Bde., 1887–1896.
[24] Ibid. I, 254.
[25] Ibid. I, 255.
[26] Adolf Loos, »Ornament und Verbrechen« (1908). In: A. L., *Schriften,* Wien/München 1962, I, 276–288, zit. 276.
[27] John Carter/Percy Muir, *Bücher, die die Welt verändern,* Darmstadt 1969, 658–660.
[28] Klees-Wambach, a. a. O. 1976, 66.
[29] Ibid. 157.
[30] George Burchett, *Memoirs of a Tattooist* (Hg. Peter Leighton), New York 1958, passim.
[31] Joest, a. a. O. 1887, 104.
[32] Lombroso, a. a. O. 1887–1896, I, 256.
[33] Ibid. I, Vorwort XXVIII.
[34] Cesare Lombroso, *Neue Fortschritte in den Verbrecherstudien,* Gera 1899.
[35] Ibid. 123.
[36] Ibid. 124.
[37] Ibid. 126–127.
[38] Über einen ganz ähnlichen Fall von ›Münchhausen-Syndrom‹ berichtet die *Frankfurter Allgemeine Zeitung* vom 11. 5. 1979. »Der unermüdliche Kranke McIlroy« legte sich im Laufe seiner eigentümlichen Karriere als »Patient« (in 31 Jahren insgesamt 207 mal in stationärer Behandlung in 68 versch. Krankenhäusern) insgesamt 22 Familiennamen und 8 Vornamen zu und ließ für seine Krankengeschichte gern die ganze Verwandtschaft unter geheimnisvollen Umständen sterben, zum Beispiel durch »die Mörderhand nordirischer Bombenleger«. Eine Schwester starb wenigstens drei Tode bei sieben Anlässen.
[39] Spamer, a. a. O. 1934, 10.
[40] Loos nimmt, was die Beurteilung des Tätowierungsticks der Adligen angeht, eine extreme Position ein. Andere Autoren übergehen sie lieber mit Schweigen, oder referieren einfach ratlos die Fakten. Loos spezieller Haß auf die Tätowierung der Adeligen ist vielleicht durch die in Wien besonders drastisch gebotene Anschauung bestimmt.
[41] Adolf Loos, a. a. O. 1908, 280.
[42] Carl Büchsel, *Erinnerungen aus dem Leben eines Landgeistlichen,* Bern [10]1925; zit. n. Werner Pöls (Hrsg.), *Deutsche Sozialgeschichte. Dokumente und Skizzen* I (1815–1870), München 1973, 270.

[43] S. R. Virchow, »Europäische Tätowierungen«. In: *Zeitschrift für Ethnologie,* XXIX (1897), Verh. 328–331.
[44] S. ibid. 231.
[45] L. Stieda, »Etwas über Tätowierungen«. In: *Wiener Medizinische Wochenschrift* LXI (1911), 893–896; zit. 893.
[46] Vgl. Alfred Lehmann, *Zwischen Schaubuden und Karussells,* Frankfurt/M. 1952, 110.

Kapitel V: Jahrmarkt

[1] Hugo Ball, *Die Kulisse,* Zürich/Köln 1971, S. 58.
[2] *Die XI. Konferenz der deutschen Sittlichkeitsvereine in Nürnberg 1903,* Berlin 1904, 28.
[3] Walter Benjamin, »Zentralpark«. In: W. B., *Gesammelte Schriften,* Frankfurt/M. 1974, I, 2, S. 681.
[4] Günter Bose/Erich Brinkmann, *Circus. Geschichte und Ästhetik einer niederen Kunst.* Berlin 1978, 93.
[5] »Was Bude und Zelt spiegeln, wird selten nochmals gespiegelt« – Ernst Bloch, *Prinzip Hoffnung,* Frankfurt/M. 1959, 423.
[6] Ibid. 421–422 u. 425–426.
[7] Siehe G. L. Craik, *The great white Chief John Rutherford,* London 1847, (1st. ed. 1830) – identisch mit S. 86 bis 280 des Buches *The New Zealanders* London 1831, das unter dem Titel *Die Neuseeländer,* Leipzig 1833 in einer deutschen Übersetzung erschien.
[8] W. L. Williams hat bereits 1891 Rutherfords Geschichte als unwahr nachgewiesen (*New Zealand Institution. Transactions* 23 (1891) 453–61), was die Legendenbildung nicht aufhalten konnte; siehe Jos. Drummond, *John Rutherford the white chief,* Christchurch 1908.
[9] George Burchett, *Memoirs of a Tattooist,* (comp. and ed. by Peter Leighton), New York 1958, 25.
[10] Vgl. Alfred Parry, *Tattoo. Secrets of a Strange Art as practised among the natives of the U. S.,* New York 1933, 59.
[11] W. L. Alden, *Among the Freaks,* London/New York/Bombay 1896, 4. Glaubt man Alden, dann waren übrigens nicht wenige der tattooed girls nur angemalt.
[12] Dieser Georgius Constantin – von dem weiter unten ausführlicher die Rede sein soll – war übrigens nicht der erste Europäer, der sich in Birma tätowieren ließ. Um 1870 lebte z. B. in Kanada ein Mann namens Chambers, ehemals Leutnant der englischen Armee und in Birma stationiert gewesen, wo er sich (für 40 £) »aus Neugierde« vom Hals bis zur Mitte der Waden mit birmanischen Schriftzeichen, Gottheiten und Tieren in roter und blauer Farbe hatte tätowieren lassen, wobei kaum ein Stück Haut freiblieb. Das soll übrigens unter den in Birma lebenden Europäern nicht allzu selten vorgekommen sein, nur hätten die wenigsten die sich über Monate hinziehende Prozedur bis zum Schluß durchgehalten. Im Alter schämte sich Chambers seiner »Jugendtorheit« und nutzte, obwohl er als vazierender Musikant lebte, seine Haut nicht zum Gelderwerb. Siehe *Journal of the Anthropological Institute of Great Britain and Ireland* II (1873) 228.
[13] Parry, a. a. O. 1933, 65–66.
[14] Vgl. William C. Sturtevant, »A short History of the Strange Custom of Tattooing«. In: C. H. Fellows, *The Tattoo Book,* Princeton 1971, 8.
[15] Signor Saltarino, *Fahrend Volk. Abnormitäten, Kuriositäten und interessante Vertreter der wandernden Künstlerwelt,* Leipzig 1895, 137–138. Dort auch eine Abb. von La Belle Irene. Vgl. auch A. Lehmann, *Zwischen Schaubuden und Karussells,* Frankfurt/M. 1952, 111, Abb. Siehe auch *Illustrierte Zeitung,* Leipzig XVC (1890), 12, Abb.
[16] *Allgemeine Zeitung,* München 13. 1. 1891.
[17] *Zeitschrift für Ethnologie* XXII (1890), Verh. 304/305.

[18] Ibid 305.
[19] Parry, a. a. O. 1933, 65–66.
[20] Ibid. 67.
[21] Vgl. Hans Scheugl/Felix Adanos, *Showfreaks & Monster,* Köln 1974, 147–148, Abb. Werner Adrian, *Freaks. Cinema of the Bizarre,* London 1976, 33, Abb. Jean Boullet, »La Gallerie des Monstres«. Sondernummer der Zeitschrift *Bizarre* XVII/XVIII, Februar 1961, 85–87, Abb. (Anonym) »Pins and Needles«. In: *Newsweeks,* 13. Dezember 1971, Abb. W. Schönfeld, »Tätowierte Frauen um und nach der Jahrhundertwende«. In: *Der Hautarzt* VI (1955), H. 11, 487–490, Abb. Dietrich v. Engelhardt, *Das Bild auf der menschlichen Haut,* München 1972, 85–90, Abb. Adolf Spamer, *Die Tätowierung in den deutschen Hafenstädten,* Bremen 1934, 32–37, Abb. (›Irma Senta‹).
[22] Schönfeld, a. a. O. 1960, 104.
[23] Vgl. *Illustrierte Zeitung,* Leipzig, XVIC (1891), 253, Abb. – Saltarino, a. a. O. 1895, 138.
[24] Scheugl/Adanos, a. a. O. 1974, 148.
[25] Gerhard Eberstaller/Christian Brandstetter/Bernhard Paul, *Circus,* Wien/München/Zürich o. J. (1977), 116, Abb.
[26] Hugo Ernest Luedecke, »Erotische Tätowierungen«. In: *Anthropophyteia* (Hg. Krauss) IV, Leipzig 1907, 75–83, zit. 80.
[27] Ibid. 78.
[28] Diesen Hinweis übernehme ich von W. Schönfeld (a. a. O. 1955). – Die Zeitschrift ließ sich zwar bibliographisch ermitteln, aber bisher in keiner westdeutschen öffentlichen Bibliothek ausfindig machen.
[29] L. Stieda, »Etwas über Tätowierung«. In: *Wiener Medizinische Wochenschrift* LXI (1911), 893–896, zit. 896.
[30] Hugo Ball, a. a. O. 1971, 63–64.
[31] Ibid. 58.
[32] Ibid. 64.
[33] *Leipziger Rundschau,* 5. 2. 1911.
[34] *Berliner Tageblatt,* 11. 9. 1932.
[35] Vgl. Lehmann, a. a. O. 1952, 111.
[36] *8 Uhr Blatt,* Berlin, 3. 2. 1938.
[37] Hal Zucker (ed.), *Tattooed Women and their Mates,* Philadelphia 1955. – Ein zwar äußerst rares Werk, das aber leider nicht hält, was der Titel so verlockend verspricht. Im großen und ganzen stellt der Bildteil nichts anderes dar als die Wiedergabe der Abb. die J. Delarue u. P. Giraud in *Les tatuages du milieu,* Paris 1950, zusammengetragen haben; ergänzt durch einige Abb. aus der ethnologischen Literatur.
[38] Parry, a. a. O. 1933, 67–68.
[39] Siehe Burchett, a. a. O. 1958, 164–170.
[40] Ibid. 172–174.
[41] *Stern,* Hamburg, 8. 5. 1978.
[42] Eric Ambler, *Die Maske des Dimitrios* (1939), zit. n. d. Ausgabe Zürich 1977, Motto.
[43] Parry, a. a. O. 1933, 63.
[44] Dr. Kaposi, »Der Tätowirte von Birma«. In: *Wiener Medizinische Wochenschrift* Nr. 2 1872, 39–45, zit. 39.
[45] Neben der im folgenden zitierten Literatur siehe zu dem »Tätowierten von Birma«: *Times,* 3. 11. 1871 und 2. 2. 1872; *British medical Journal,* November 1871; *Lancet,* 3. 2. 1872 und 18. 5. 1872; *Journal of the anthropological Institute of Great Britain and Ireland,* II (1873), 228–232; *Archiv für pathologische Anatomie und Psychologie und klinische Medizin,* LXV, 144; *Hautarzt,* 1955, 487. Leider ist diese Literatur wenig informativ, man zitiert sich gegenseitig; ich habe im folgenden versucht mich jeweils an die Quelle der kolportierten Zitate zu halten. – Nicht vorgelegen hat mir leider: »Tootsie and the tattooed

Lady« (über Capt. Costentenus im Londoner Variété ›Aquarium‹). In: *Ally Slooper's half Holiday,* London, 11. Juni 1887. Robert Toole Stott, *World Bibliography of Circus and allied Arts,* 4 Bde., London 1958ff. verzeichnet unter Nr. 2670 folgenden Titel – leider ohne Besitznachweis: *The true Life of Captain Costentenus the tattooed Greek Prince.* Written by himself, and translated from the Original Romaic by Prof. Demetri of Athens. New York n. d. (ca. 1881) 8vo, p 24, illus.

[46] *Zeitschrift für Ethnologie* IV (1872), Verh. 201–202.

[47] F. Hebra, *Atlas der Hautkrankheiten,* H. VIII, Tafel 10 und zugehörige Beschreibung im Textband.

[48] Dr. Kaposi, a. a. O. 1872, 42.

[49] Ibid. 40–41.

[50] C. W., »Ein tätowirter Europäer«. In: *Illustrierte Zeitung,* Leipzig 2. November 1872, 33–36, zit. 36.

[51] Dr. Kaposi, a. a. O. 1872, 40.

[52] *Zeitschrift für Ethnologie* IV (1872), Verh. 202.

[53] Ibid. XII (1880), Verh. 37.

[54] Wilhelm Joest, a. a. O. 1887, 99–100.

[55] *Zeitschrift für Ethnologie* XX (1888), Verh. 319–321.

[56] Ibid. XXIV (1892), Verh. 539–540.

[57] Ibid. 541.

[58] Ibid. XXV (1893), Verh. 227–228.

[59] Saltarino, a. a. O. 1895, 134–137, Abb.

[60] *Zeitschrift für Ethnologie* LIV (1922), Verh. 210.

Kapitel VI: In der Strafkolonie

[1] Charles Baudelaire, »Edgar Allen Poe. Sein Leben und seine Werke«. In: Ch. B., *Intime Tagebücher und Essays,* München 1978, 175.

[2] Franz Kafka, *In der Strafkolonie. Eine Geschichte aus dem Jahre 1914.* Mit Quellen, Abbildungen, Materialien aus der Arbeiter-Versicherungsanstalt, Chronik und Anmerkungen von Klaus Wagenbach, Berlin 1975, 36–37, 53, 55.

[3] Siehe W. Schönfeld, »Der Sinn des Brandmarkens und Tätowierens in der griechischen und römischen Antike«. In: *Nova Acta Leopoldina* NF. 27 (1963), 81–89; zahlreiche Belege auch bei W. Schönfeld, *Körpermalen, Narbenzeichnen, Tätowieren,* Heidelberg 1960, 10–25.

[4] E. A. Rauter, *Folterlexikon,* Hamburg 1969, s. v. Brandmarken.

[5] M. Lossnitzer, *Veit Stoß, die Herkunft seiner Kunst, seine Werke und sein Leben.* Leipzig 1912, Anhang II, Nr. 56, Nr. 67.

[6] Vgl. Schönfeld a. a. O. 1960.

[7] Zit. n. K. E. Meinhardt, *Das peinliche Strafrecht der Freien Reichsstadt Frankfurt/Main,* Jur. Diss. Frankfurt/M. 1957, 141–142.

[8] Vgl. ibid. 141.

[9] Michel Foucault, *Überwachen und Strafen,* Frankfurt/M. 1976, 141.

[10] Ibid. 132.

[11] Ibid. 140.

[12] Ibid. 133.

[13] Vgl. *BZ am Mittag,* 27. 3. 1911.

[14] Konzentrationslager. Dokument F 321. Für den internationalen Militärgerichtshof Nürnberg. Hg. von Eugène Aroneaun – Französisches Büro des Informationsdienstes über Kriegsverbrecher. Nürnberg 1949, 17. Wiederabgedruckt in: Renzo Vespignani,

Faschismus. Hg. von der neuen Gesellschaft für bildende Kunst und dem Kunstamt Kreuzberg, Berlin und Hamburg 1976.

[15] Ibid. 83.

[16] Ibid. 84.

[17] Ibid. 17.

[18] Alexander Solschenizyn, *Der Archipel Gulag*. Folgeband: Arbeit und Ausrottung. Seele und Stacheldraht. Berlin 1974, 422.

[19] Ibid. 423.

[20] André Glucksmann, *Köchin und Menschenfresser. Über die Beziehung zwischen Staat, Marxismus und Konzentrationslager,* Berlin 1976, [2]1977, 157.

[21] A. Martschenko, *Meine Aussagen,* Frankfurt/M. 1969, 92–93, 93–94; zit. n. Glucksmann, a. a. O. 1977, 157–158.

[22] Martschenko, a. a. O. 196–198, zit. n. Glucksmann, a. a. O. 1977, 160.

[23] Glucksmann, a. a. O. 1977, 158.

[24] Ibid.